S<small>CHLEIP</small> **DER AUFRECHTE MENSCH**

D1706040

Robert Schleip

DER AUFRECHTE MENSCH

Übungen
für eine gelöste
Körperhaltung
und einen
natürlichen Gang

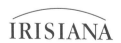

IRISIANA

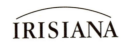

IRISIANA

Die Deutsche Bibliothek– CIP-Einheitsaufnahme
Robert Schleip:
Der aufrechte Mensch: Übungen für eine gelöste Körperhaltung und einen natür-
lichen Gang / Robert Schleip. - Kreuzlingen ; München : Hugendubel, 2000
(Irisiana)
ISBN 3–7205–2149–4

Umschlaggestaltung: Zembsch' Werkstatt, München
Produktion: Maximiliane Seidl
Satz: EDV-Fotosatz Huber/Verlagsservice G. Pfeifer, Germering
Druck und Bindung: Huber, Dießen
Printed in Germany

ISBN 3–7205–2149–4

INHALT

Vorwort 7
Einführung 9

Erwarte ein Wunder 15

Gebrauchsanweisung zu dem Übungskurs 21
Ziel des Kurses 22
Gebrauch der Karten 23
Gebrauch der Audio-Lektion 24
Wenige Minuten genügen 25
Der Weg ist wichtiger als das Ziel 26
Spielerische Neugier statt Willensstärke 27
Erlebnis-Tagebuch 28
Wie kann ich wissen, dass ich die Übungen richtig mache? . . 29

Bemerkungen zu den einzelnen Übungskarten 31
Springbrunnen-Ball 34
Der Akrobat 36
Die Kunst des Sitzens 38
Luftballon und Lodenmantel 40
Die entspannte Schulter 41
Springbrunnen-Mensch 43
Bettler und König 45
Becken-Schaukel 47
Das magische Gelenk 50
Pflanzenkräfte 52
Zeitlupen-Tango 54
Der geschmeidige Rücken 56
Der hohle Bambus 58
Die trällernde Nachtigall 59
Wackel-Dackel 60

Der gestimmte Körper 62
Anmutiges Aufstehen 64
Neuorientierung 66
Die Boje 68
Der Philosoph 70
Der kleine Schreiberling 71
Die drei magischen Achsen 73
Die heilsamen Tennisbälle 76
Vorbild? 78
Die Kunst des Tragens 80
Die neue Augenhöhe 81
Der Trick mit dem Rückspiegel 82
Die zwei schwingenden Kugeln 84
How can it be easier? 86
Der unsichtbare Tanz 88

Körperintelligenz und Stimmungsmanagement 91

Weiterführende Empfehlungen 97
Die Alexander-Technik 100
Rolfing 103
Die Feldenkrais-Methode 107
Die Hakomi-Methode 111

Zusammenfassung 115

Anmerkungen 117

Zum Autor 119

Eine aufrichtige Verbeugung 121

Erlebnis-Tagebuch 123

VORWORT

Ich kenne Robert Schleip nun schon seit über zwanzig Jahren. Er befindet sich in der beneidenswerten Lage eines Therapeuten, der sich intensiv mit den wichtigsten und innovativsten körperzentrierten Therapien unserer Zeit auseinander gesetzt hat. Im vorliegenden Buch hat er verwandte Vorgehensweisen miteinander zusammengebracht, von denen jede in sich schon vollständig ist: Alexander-Technik, Rolfing, Feldenkrais-Methode und Hakomi. Er nahm jeweils ihre Essenz und kreierte daraus etwas Neues, das uns allen dienen wird, seien wir nun Laien oder Fachleute. Er bietet uns eine vorzüglich aufgebaute, einfach anzuwendende und höchst wirksame Methode, unsere Körperhaltung, unser Verhalten und unser Bewusstsein von uns selbst zu verbessern, ohne dass wir uns dazu für teures Geld behandeln lassen müssen.

Robert Schleips Kombination von einfachen täglichen Übungen, abgebildet auf illustrierten Karten, seine klaren Beschreibungen und Hinweise, welche Fachausdrücke und unnötige Mystifizierungen vermeiden, ist ausgezeichnet geeignet für Menschen, die eine effektive Methode suchen, um sie in ihrer vertrauten Umgebung, je nach den Möglichkeiten ihrer eigenen Zeiteinteilung anwenden zu können. Er macht damit vier der effektivsten körperzentrierten Therapien einem breiten Publikum zugänglich. Wenn Sie an Ihrer persönlichen Entwicklung interessiert sind und mehr über sich erfahren möchten, dann sind dieses Buch, das Set von Karten und die dazugehörende Audio-Lektion der richtige Weg, damit zu beginnen.

Ein Vorwort schreiben zu dürfen ist auf jeden Fall ein Privileg und vor allem, wenn es dem Buch eines alten Freundes gewidmet ist, der damit etwas Außergewöhnliches geleistet hat. Es ist mir ein Vergnügen, Ihnen, liebe Leser, dieses Buch vorzustellen und Sie damit auf eine wunderbare Reise zu schicken.

Ron Kurtz
Begründer der Hakomi-Methode
und Autor zahlreicher Publikationen

EINFÜHRUNG

»*Halt dich gerade!*« sagten meine Eltern und etliche wohlmeinende Pädagogen in meiner Kindheit zu mir, wenn ich in meiner typischen gebeugten Haltung am Tisch saß oder mit hängenden Schultern durch die Gegend schlurfte. Meine Reaktion war dann meist, dass ich mich krampfhaft aufzurichten versuchte. Heute weiß ich, dass ich dabei nur die Schulterblätter zurückzog und mein Hohlkreuz im unteren Rücken verstärkte. Dies war zwar auch keine besonders glückliche Körperhaltung, doch wirkte sie oberflächlich betrachtet etwas »aufrechter«. Allerdings nur für wenige Minuten, nämlich nur so lange, wie ich willkürlich darauf achtete; dann fiel ich regelmäßig – wohl um mich von der krampfhaften Anstrengung zu erholen – in eine noch geknicktere Haltung als zuvor zurück.

In der Pubertät sagte mir der Schularzt dann, dass ich eine »Rückgratverkrümmung« hätte (so als ob die vielen beweglichen Wirbel und Bandscheiben eine starre Säule bilden würden, die wie ein Stab verkrümmt werden könnte...). Ich ging dann jahrelang fleißig zu den verschiedensten Krankengymnasten, die alle versuchten, meinen Körper durch systematische Stärkung der Rückenmuskeln aufzurichten. Ohne Erfolg. Schließlich gab ich es auf und fand mich damit ab, dass ich eben »*einen Rundrücken habe*«.

1977 erlebte ich dann in den USA etwas, das mich überaus beeindruckte: Ich unterzog mich der so genannten *Rolfing-Körpertherapie.* Im Verlauf von nur zehn Einzelsitzungen wurde meine Körperstruktur systematisch ausbalanciert. Der »Rolfer« bearbeitete mit seinen Händen, Knöcheln und Ellbogen mal sanft, mal äußerst kräftig meinen Körper und löste tief sitzende Verspannungen und Verklebungen von verschobenen oder zusammengewachsenen Muskelhüllen. Der Effekt dieser Sitzungen war derart wirkungsvoll und deutlich, dass mich beispielsweise mein Vater nicht mehr wie sonst schon von weitem an meinem typischen Gang erkannte, als ich ihn danach das erste Mal besuchte. Ich erlebte nun, dass ich aufrechter gehen, stehen und sitzen konnte, ohne mich hierzu besonders anzustrengen. Trotzdem bemerkte ich auch, dass ich in bestimmten Situationen gelegentlich in meine alte Körperhaltung und in verkrampfte Bewegungsabläufe zurückfiel – nicht aus einer Notwendigkeit heraus oder weil das Alte wirklich bequemer war, sondern schlicht aus purer Gewohnheit. Ich lernte, dass ich die Wirkung der Sitzungen deutlich verstärken konnte, wenn ich im Alltag bewusst darauf achtete, meine alten körperlichen Muster durch neue, angenehmere und geschmeidigere zu ersetzen.

Das Rolfing hatte mich dermaßen überzeugt, dass ich alles daran setzte, um es selber zu erlernen und ein »Rolfer« zu werden. Heute übe ich diese Kunst der »sanften Bildhauerei mit dem menschlichen Körper« schon seit vielen Jahren aus. Rolfing ist für mich immer noch die wirkungsvollste Methode, um die Körperstruktur in relativ kurzer Zeit mit fachkundiger Hilfe von außen zu verbessern.

Ich mache jedoch immer wieder die Erfahrung, wie wichtig es ist, dass meine Klienten auch ihre alten Gewohnheitsmuster verändern. Um sie hierin besser unterstützen zu können sowie für meinen eigenen Wachstumsprozess unterzog ich mich auch einer vierjährigen Ausbildung in der *Feldenkrais-Methode* und sammelte zusätzlich reichlich Erfahrungen in anderen verwandten Verfahren, die sich mit dem Neulernen von bisher unbewussten körperlichen Gewohnheitsmustern beschäftigen.

Die nun in dem vorliegenden Übungskurs einbezogenen modernen Körpertherapieverfahren, wie *Rolfing, Feldenkrais-Methode* oder *Alexander-Technik*, sind im deutschsprachigen Raum erst seit kurzer Zeit bekannt und erfreuen sich einer sprunghaft anwachsenden Beliebtheit und fachlichen Anerkennung. Ihnen allen gemeinsam ist, dass sie nicht wie die meisten herkömmlichen Körpermethoden versuchen, die Körperhaltung durch vermehrte Muskelanstrengung zu verbessern (»*Brust raus, Bauch rein!*« etc.). Vielmehr liegt die Betonung dieser modernen Verfahren darin, bisher unbewusste Anspannungen aufzudecken, sie aufzulösen und damit dem Körper eine gelöstere Haltung und Bewegungsqualität zu zeigen.

Eine interessante Erkenntnis dieser neuen Ansätze ist, dass oft gerade die von uns selbst unternommenen »Lösungsversuche« den unerwünschten Missstand verfestigen: Wir wollen etwas loswerden, bedienen uns hierzu aber einer Strategie, die es nur noch schlimmer werden lässt. Hierzu ein Beispiel: Viele Menschen, vor allem viele Frauen, spannen ständig ihre Bauchmuskeln leicht an, um »weniger Bauch« zu haben. Was sie dabei nicht mitbekommen: Durch die chronisch angespannten Bauchmuskeln wird oft ein generelles Festhalten der Taillengegend ausgelöst. Dadurch verkürzt sich langfristig der Abstand zwischen Becken und Brustkorb. Resultat: Die Bauchorgane werden so nur noch mehr nach vorne gedrückt und die unerwünschte Ursache verstärkt. Noch schlimmer: Beim Laufen geht die schwingende Bewegung zwischen Becken und Brustkorb verloren; der Gang wird weniger geschmeidig, er wirkt »hölzern«.

Ein anderes Beispiel eines solchen misslungenen Versuchs der Selbstkorrektur: Viele Menschen halten sich gebückt und erscheinen »geknickt«. Dies liegt meist an einer inneren Anspannung im oberen Brustkorb, welche die Vorderseite verkürzt; ursprünglich oft durch Unsicherheit oder Ängstlichkeit bedingt, wird dies später zur eingefleischten Angewohnheit. Die richtige Lösung wäre nun, von innen her loszulassen und so eine Aufrichtung des Oberkörpers zu ermöglichen. Stattdessen ziehen viele die Schultern zurück (die eigentlich nichts damit zu tun haben), um sich krampfhaft von außen her aufzurichten. Subjektiv spannt so zwar die Haut auf der Vorderseite etwas mehr und vermittelt ein Gefühl von »Öffnung«. Doch gilt dies nur auf der äußeren Haut-Ebene; der Brustkorb selbst bleibt in seiner gebeugten Position unverändert. Diese Menschen erreichen so leider nur, dass sie nicht mehr nur vorne, sondern auch hinten zwischen den Schulterblättern angespannt sind. Der an sich bewegliche Brustkorb wird daher zu einem engen »Kasten«.

Das vorliegende Übungsprogramm legt eine starke Betonung auf die Aufrichtung des Oberkörpers, auf Kopf, Hals, Schultern und Brustkorb. Dies sind die Bereiche, in denen sich unsere Körperhaltung am deutlichsten und schnellsten verändern lässt und für die es möglich ist, Übungen zu beschreiben, die für fast jeden von uns von großem Nutzen sind.[1] Um hingegen beispielsweise an der Haltung vom Becken oder von den Beinen etwas zu verändern, bedarf es einer genaueren Diagnose und Anleitung im persönlichen Kontakt mit einem geschulten Körpertherapeuten (siehe hierzu »Weiterführende Empfehlungen«, S. 97).

Kürzlich wurden mir bei einem Familientreffen Fotos aus meiner Jugend gezeigt. Ich war schockiert. Auf allen Bildern war ich an meiner gebückten, schlaksigen Körperhaltung zu erkennen: vorgeschobener Kopf, eingefallene Brust, vorhängende Schultern. Beim Anblick der Bilder konnte ich mich auch recht gut an meine zu der geknickten Körperhaltung passende seelische Grundhaltung erinnern; ein Gemisch aus Schüchternheit, unausgedrücktem Groll, Misstrauen, Ängstlichkeit und mangelndem Selbstvertrauen.

Heute empfinde ich mich zwar weder körperlich noch seelisch-geistig als perfekt. Doch wenn ich mir den Unterschied zwischen damals und jetzt vor Augen führe, dann fühle ich freudige Dankbarkeit – und eine gute Portion Erleichterung. Ich freue mich über mein Glück, die neuen Körpertherapien kennen gelernt zu haben, und bin dankbar für all die vielen kleinen und großen Veränderungen, die dadurch für mich möglich wurden.

Der vorliegende Übungskurs kommt aus dem Impuls, die wohltuende Wirkung der modernen Körpertherapien einem größeren Kreis von Menschen zukommen zu lassen. Auch jenen, die sich keine Körpertherapie leisten können oder wollen. Die einzelnen Übungen wurden von mir in den letzten Jahren bereits in einer ersten Kurs-Auflage an Hunderten von Menschen getestet. Lassen Sie sich von den positiven Ergebnissen motivieren:

- Schon nach wenigen Tagen werden Sie selbst die spürbare Wirkung deutlich im Alltag wahrnehmen.
- Nach circa zwei Wochen – das ist ein Mittelwert aus den bisherigen Erfahrungen – werden Sie von Ihren Mitmenschen erstmals darauf angesprochen werden.
- Nach einem Monat kann es sein, dass Sie einen neuen Pass und neue Kleider wollen, weil sich nicht nur Ihre Körpergröße (meist um ein bis zwei Zentimeter größer), sondern auch Ihr inneres Selbstbild verändert hat.

Dies ist kein aufgebauschtes Werbeversprechen, sondern praktische, alltägliche Erfahrung. Zwar nicht bei allen und jedem, aber bei der großen Mehrheit. Wollen Sie dazu gehören? Dann lesen Sie weiter oder probieren Sie gleich einmal die erste Übungskarte aus.

ERWARTE EIN WUNDER

Es gibt nichts Dauerhaftes an unseren Verhaltensmustern,
außer unserer Einstellung, dass sie es sind.

Moshe Feldenkrais

Dies ist der erste Übungskurs für jedermann, der auf den revolutionären neuen Körpertherapien aufbaut, die – meist aus den USA kommend – in den letzten Jahren immer mehr Menschen hierzulande begeistern. Diese neuen Methoden, wie die *Feldenkrais-Methode* oder das *Rolfing*, verlangen normalerweise, dass man bereit ist, sich über einen längeren Zeitraum damit zu beschäftigen, entweder in Einzelsitzungen bei einem der ausgebildeten Körpertherapeuten (was meist recht teuer ist) oder in organisierten Gruppenlektionen, die man hierzulande aber nur in wenigen Städten findet.

In diesem Übungsprogramm können Sie sich einfach einmal mit diesen neuen Körpermethoden vertraut machen und feststellen, ob sie Ihnen zusagen oder nicht.

Sie werden von diesem Übungskurs nicht erwarten können, dass ein gedrungener, kleiner Mensch zu einem langen, schmalen Riesen wird. Es wird auch nicht möglich sein, X-Beine in O-Beine zu verändern und umgekehrt. Es ist jedoch durchaus möglich, im Verlaufe dieses Kurses um ein, zwei oder manchmal sogar drei Zentimeter zu wachsen. Jedenfalls ist es angemessen, deutliche Veränderungen in Ihrer Körperhaltung und in Ihren alltäglichen Bewegungsmustern zu erwarten, die auch anderen Menschen an Ihnen auffallen werden. Ihr Gang wird geschmeidiger und Sie werden sich in Ihrem Alltag immer öfter dabei ertappen, in einer neuen, aufrechten und gelösten Art zu sitzen oder zu stehen, was Ihnen bisher nur unter zusätzlichen großen Muskel- und Willensanstrengungen möglich war.

Dieser Kurs kann eine fachkundige ärztliche Diagnose und Behandlung nicht ersetzen, sofern dies, aus medizinischer Sicht, bei ernsthaften Erkrankungen notwendig ist.

Trotzdem sollten Sie offen dafür sein, dass sich im Verlaufe dieses Kurses körperliche Leiden auflösen oder deutlich verringern können, sozusagen als Nebeneffekt des harmonischeren Körpergebrauchs.

Besonders häufig lösen sich dabei chronische Kopfschmerzen oder Rückenbeschwerden auf. Aber auch Sehprobleme, Atemschwierigkeiten und Kiefergelenksbeschwerden hängen oft mit einem verkrampften oder selbstschädigenden Körpergebrauch zusammen und können durch diesen Kurs günstig beeinflusst werden.

Unser Körper ist kein festes Ding, das sich wie ein Auto oder ein anderer Gebrauchsgegenstand langsam abnützt. Nein, unser Körper ist ein sich ständig verändernder dynamischer Prozess. Wussten Sie, dass bereits nach einem Jahr 98 Prozent der Atome in Ihrem Körper völlig ausgetauscht sind? Früher hieß es, dass der Körper sich alle sieben Jahre erneuert. Jetzt haben radioisotopische Untersuchungen[2] ergeben, dass dies noch wesentlich schneller geht. Unser scheinbar so festes Skelett ist dabei sogar besonders schnell: Binnen drei Monaten sind sämtliche Atome ausgetauscht. Unser Körper erscheint uns daher eher wie ein Fluss, der sich ständig erneuert. Oder wie ein Gebäude, dessen Bausteine kontinuierlich ausgetauscht werden. Vor diesem Hintergrund ist es daher gar nicht so verwunderlich, dass selbst unsere Knochenform und -struktur sich binnen weniger Wochen und Monate verändern kann, wenn wir uns im Alltag leichter und aufrechter bewegen.

Auf der anderen Seite sollten Sie auch wissen, dass durch diesen Kurs die alten Programme des bisherigen Körpergebrauchs nicht gelöscht werden. Sie werden nur ergänzt durch differenziertere Programme, die Sie auch unbewusst immer häufiger benutzen werden, da sie den alten Programmen gegenüber überlegen sind. Jemand, der lernt mit zehn Fingern Schreibmaschine zu schreiben, wird sein altes Zweifingersystem nie verlernen. Er wird in Notfällen immer darauf zurückgreifen können. Dies wird vor allem am Anfang, wo er sich mit der neuen Zehnfinger-Schreibweise noch unsicher fühlt, häufiger der Fall sein. Später wird dies jedoch nur noch äußerst selten passieren. Entsprechend sollten Sie nicht enttäuscht sein, wenn Sie auch nach Zeiten besonderen Fortschrittes scheinbare Rückfälle erleben, wo Sie sich in bestimmten Situationen wieder in Körperhaltungen ertappen, die noch aus der Zeit vor diesem Kurs stammen. Die alten Programme werden also nie ganz gelöscht werden. Je überzeugender, angenehmer und vertrauter die neue Art jedoch für Sie wird, umso mehr Raum wird sie, bewusst und unbewusst, in Ihrem Verhalten einnehmen. Körper und Psyche hängen, das wird kaum mehr jemand bestreiten, oft zusammen. Unsere chronischen Körperhaltungen geben oft unsere seelische Grundhaltung wieder. Umgekehrt können auch körperliche Veränderungen (z.b. Verletzungen) unsere Psyche deutlich beeinflussen. Unsere Sprache drückt diesen wechselseitigen Zusammenhang oft aus, in Ausdrücken wie:

»geknickt sein«,
»halsstarrig sein«,
»verkrampft sein«,
»verbissen sein«,
»Rückgrat haben« usw.

Insofern sollten Sie nicht überrascht sein, wenn Sie feststellen, dass die gelöstere, aufrechtere Körperhaltung, die Sie durch diesen Kurs erwerben, auch eine ganz andere innere Haltung in Ihnen auslösen wird. Sie werden feststellen, dass Sie in der neuen Haltung schwierigen Lebenssituationen gelöster und trotzdem zentrierter als zuvor begegnen können.

Da dieser wohltuende Veränderungsprozess jedoch nicht nach der »Hau-Ruck-Methode« erreicht wird, sondern sanft und leise in vielen kleinen Schritten, gibt es interessanterweise auch immer wieder Teilnehmer, die ihre eigenen deutlichen körperlichen und seelischen Veränderungen erst bemerken, wenn sie von ihren Mitmenschen mitgeteilt bekommen, man wirke auf sie »entspannter«, »gelöster«, »positiver«, »schwungvoller«, »menschlicher« oder man sei »charismatischer«, hätte »mehr Selbstvertrauen«.

Der berühmte englische Schriftsteller George Bernhard Shaw war einer der Ersten, der seine Körperhaltung mit einer der hier verwendeten neuen Körpertherapien verbesserte. Er war von der wohltuenden Wirkung auf seine Psyche, seine geistige Schaffenskraft und seine körperliche Gesundheit derart begeistert, dass er am Schluss sagte, er verdanke ihr volle vierzehn Jahre seines Lebens.

Mit anderen Worten: Die Übungen mögen Ihnen zwar sanft und unscheinbar erscheinen, unterschätzen Sie deren Wirkung jedoch nicht! Seien Sie offen für viele kleine Veränderungen und »Wunder« in allen denkbaren und undenkbaren Bereichen Ihres Lebens.

GEBRAUCHSANWEISUNG ZU DEM ÜBUNGSKURS

Einige von uns haben den Verstand verloren,
aber die meisten von uns
haben ihren Körper verloren.

Ken Wilber

ZIEL DES KURSES

In diesem Kurs werden Sie eine entspannte Körperaufrichtung erlernen, ein natürliches Gleichgewicht. Dies ist nicht zu verwechseln mit dem alten preußischen Erziehungsideal des »Brust raus, Bauch rein!«, »Schultern zurück!«, das eine verkrampfte und veraltete Methode ist, sich durch willkürliches Anspannen äußerer Muskeln, gerade zu »halten«.

Es geht in diesem Kurs vielmehr um eine Umerziehung unseres Nervensystems mit dem Ziel einer gelösten Körperaufrichtung, wie sie z.B. bei vielen Stammes-Mitgliedern der afrikanischen Tuareg zum Ausdruck kommt, denen man ansieht, dass sie sich ihrer Würde, Schönheit und ihres menschlichen Wertes bewusst sind.

Gebrauch der Karten

Wählen Sie jeden Tag eine Karte aus. Gehen Sie dabei am besten der Reihe nach vor. Wenn Ihnen eine Karte unsympathisch ist, lassen Sie diese einfach aus.

Bringen Sie die jeweilige Karte am besten dort in Ihrer Umgebung an, wo sie Ihnen mehrmals am Tag ins Auge springt, z. B. an der Schreibtischlampe, einem Spiegel, in der Brieftasche, an der Türe. Es wird sich nicht vermeiden lassen und ist sogar beabsichtigt, dass einige Lieblingskarten Ihnen besonders gut gefallen und Sie noch längere Zeit beeinflussen werden, während Sie sich bereits mit neuen Karten beschäftigen.

Planen Sie am besten einen Monat für diesen Kurs ein. Bei pro Tag einer Karte sind Sie in genau 30 Tagen damit fertig.

Gebrauch der Audio-Lektion

Die beiliegende CD enthält eine gesprochene Lektion von ca. 55 Minuten Dauer.

Diese Lektion ist eine sehr hilfreiche und wirkungsvolle Ergänzung zu den Übungskarten. Sie hat den Vorteil, dass sie Ihnen ein Bewegungs- und Lerntempo gibt, welches Ihnen erlaubt, Ihre innere Achtsamkeit zu verfeinern. Diese Lektion gibt Ihnen auch die Möglichkeit, mit komplizierteren Bewegungen und Zusammenhängen zu spielen, was bei einer rein schriftlichen Beschreibung – wo Sie gleichzeitig lesen und sich bewegen müssten – recht kompliziert wäre.

Die Audio-Lektion sollte im Laufe der ersten zehn Übungstage erstmals verwendet werden. Danach steht es Ihnen frei, diese je nach Lust, Zeit und Laune zu wiederholen. Besonders empfehlenswert ist beispielsweise eine abschließende und vergleichende Wiederholung dieser Lektion am letzten Tag des 30-tägigen Programms.

Die Übungslektion ist folgendermaßen eingeteilt:
1. Beginn: Body-Scan
2. Der rechte Arm öffnet den Brustkorb
3. Die große Kreisbewegung
4. Die Knie öffnen den Rücken
5. Der linke Arm öffnet den Brustkorb
6. Die große Kreisbewegung
7. Rückenöffnung und Ausklang

WENIGE MINUTEN GENÜGEN

VERMEIDEN SIE ES, BEIM KENNENLERNEN DER KARTEN DIE EIN-
ZELNEN ÜBUNGEN NUR PROBEWEISE EIN PAAR SEKUNDEN
LANG ZU PRAKTIZIEREN.

Erstens haben Sie nichts davon. Und zweitens gewöhnen Sie sich
dabei bei einigen Übungen eine unsensible und falsche Bewegungs-
abfolge an, die Ihnen später im Weg sein wird.

Am besten ist es, Sie nehmen sich für jede Karte erstmalig fünf bis
zehn Minuten Zeit, in denen Sie sich ungestört damit beschäftigen
können. Dann brauchen Sie später während des Tages mehrmals nur
kurz daran zu denken und die Grundelemente der Übung zu wiederholen. Die Karte wird Sie also den ganzen Tag über *begleiten*, indem
Sie sich mehrmals am Tag damit beschäftigen.

Es hat sich gezeigt, dass eingefleischte Gewohnheitsmuster – und
unsere individuelle Körperhaltung ist ein solches – bereits in wenigen
Wochen grundlegend geändert werden können, wenn man mehrmals täglich neue Bewegungsqualitäten mit Aufmerksamkeit einübt.

DER WEG IST WICHTIGER
ALS DAS ZIEL

Am besten ist es, wenn Sie das Erreichen-Wollen des Zieles während dieses Kurses ziemlich wenig betonen und so weit wie möglich vergessen.

Es wäre zwar möglich, anhand von wiederholten und kontrollierten fotografischen Aufnahmen bereits nach ein bis zwei Wochen dieses Kurses Fortschritte zu dokumentieren (sowie oft auch anhand von Messungen der Körpergröße). Noch günstiger als eine solche zielorientierte Einstellung ist jedoch eine mehr wegorientierte Haltung: Achten Sie auf die vielen kleinen Details, die Sie in jeder Übung entdecken können, und genießen Sie all die kleinen Nuancen des neuen Körpergefühls, das sich in Ihnen ausbreitet.

SPIELERISCHE NEUGIER STATT WILLENSSTÄRKE

Verbissene Willensstärke, nach dem Motto »den inneren Schweinehund austreiben«, ist bei der Durchführung der einzelnen Übungen eher ein Hindernis. Willensstärke ist nur so weit von Vorteil, als sie Ihnen die Regelmäßigkeit der Durchführung erleichtert. Doch kann sie bei bequemeren Gemütern auch hier durch Intelligenz und spezielle Tricks ausgeglichen werden (z.b. kann man sich durch stündliche Piepser einer elektronischen Armbanduhr an die Karte erinnern lassen).

Es geht bei den Übungen nicht um die Stärkung von Muskeln, Dehnung von Gewebe oder dergleichen. Die hier zusammengestellten Übungen wirken vielmehr in gezielter – und teilweise recht raffinierter Weise – auf unser Nervensystem ein[3]. Stumpfsinnige Wiederholungen im Stil mechanisch absolvierter Kniebeugen haben sich hierbei als relativ wirkungslos erwiesen. Spielerische Neugier mit liebevoller Aufmerksamkeit für Details hingegen erleichtert die Entstehung neuer Bahnungen im Gehirn sehr.

ERLEBNIS-TAGEBUCH

Nutzen Sie das Erlebnis-Tagebuch im Anhang des Buchs, um Ihre Beobachtungen, Erfahrungen und Fragen zu den einzelnen Übungen einzutragen. Es wird Ihnen nicht schwer fallen, mindestens drei bis fünf verschiedene Beobachtungen zu jeder Karte zu notieren. Es hat sich gezeigt, dass durch diesen geringen zusätzlichen Zeitaufwand von ca. zwei bis drei Minuten pro Übung die Wirksamkeit des Kurses um 30 bis 70 Prozent gesteigert wird! Wahrscheinlich liegt dies daran, dass Ihr Gehirn dadurch noch aktiver an dem Programm beteiligt wird und Sie sich so auch innerlich noch vollständiger darauf einstellen.

WIE KANN ICH WISSEN,
DASS ICH DIE ÜBUNG RICHTIG MACHE?

Sollte die Durchführung einer Übung zu Schmerzen oder Spannungs-
gefühlen im Nacken oder sonstwo im Körper führen, so handelt es
sich hierbei nicht um Heilungsschmerzen oder Ähnliches. Vielmehr ist
es ein klares Zeichen, dass Sie die Übung mit zu viel muskulärer
Anstrengung praktiziert haben!

Bei den vorliegenden Übungen handelt es sich oft um ganz subtile
Bewegungen. Die muskuläre Belastung liegt nicht im Bereich von
Kilogramm, sondern von wenigen Gramm; das ist etwa vergleichbar
der Energie, die notwendig ist, um mit dem Zeigefinger zu wackeln.

Sollten Sie sich während oder unmittelbar nach den Übungen an
einem Gefühl straffer Selbstkontrolle ergötzen, so deutet dies eher
darauf hin, dass Sie mit zu viel Anstrengung *gearbeitet* haben.

Wenn sich bei Ihnen hingegen ein *Gefühl anmutiger Leichtigkeit*
einstellt, Ihr Gang beschwingter und Ihr Kopf sich leichter anfühlt oder
plötzlich wildfremde Menschen mit Ihnen zu flirten beginnen und es
Ihnen generell vorkommt, als gäbe es mehr freundliche Gesichter auf
den Straßen, dann können Sie sicher sein, dass die Übungen auf die
richtige Weise zu wirken begonnen haben.

Bemerkungen zu den einzelnen Übungskarten

LESEN SIE DIESE BEMERKUNG ERST,
WENN SIE MIT DER JEWEILIGEN KARTE
SCHON EIN PAAR MINUTEN GEÜBT HABEN!

Sie sollten sich mindestens zwei bis drei Minuten
in Ruhe damit beschäftigt haben
und auch schon ein paar Beobachtungen
in Ihr Erlebnis-Tagebuch eingetragen haben.

Erst auf dem Hintergrund dieser
gesammelten Erfahrungen sind
die weiteren Hinweise
in diesem Kapitel sinnvoll.

1

SPRINGBRUNNEN-BALL

Das Wort Haltung suggeriert Statisches.
Die menschliche Haltung aber ist
ein dynamisches Gleichgewicht.

Moshe Feldenkrais

Fühlt sich Ihr Kopf jetzt leichter an?

Oder Ihr Nacken freier?

Vielleicht kommt es Ihnen auch vor, als wären Sie größer oder als sei nur ihr Hals länger.

(Es ist nicht notwendig, dass Sie einen – oder etwa alle – der beschriebenen Effekte bei sich wahrnehmen! Sie dienen nur als Anregung, um Ihre innere Achtsamkeit zu verfeinern.)

Wie beeinflusst diese Vorstellung
- Ihre Mimik?
- Ihr optisches Blickfeld?
- Ihre gefühlsmäßige Stimmung?

Diese Übung beeinflusst vor allem die Muskeln des oberen Nackens direkt unterhalb der Schädelbasis.[4] Sie sind von zentraler Bedeutung für
- die allgemeine Grundspannung der Körpermuskulatur,
- die Steuerung größerer Körperbewegungen,
- unsere emotionale Befindlichkeit,
- die Regulation der Körperhaltung.

Ein Großteil alter Kopfschmerzen wird beispielsweise unwissentlich durch anhaltende Anspannung der Nackenmuskulatur erzeugt.

Viele der modernen Körpertherapien beginnen den Veränderungsprozess meist mit einer Lösung dieser Muskeln und messen ihnen auch
später eine wichtige Bedeutung bei.

Prüfen Sie, ob die folgenden Behauptungen für Sie zutreffen:
- Es ist nicht möglich, mit angespanntem Nacken überströmende
  Liebe oder glückliche Zufriedenheit zu empfinden.
- Es ist nicht möglich, bei entspannter Nackenmuskulatur (und dem
  Springbrunnen-Gefühl) emotionalen Stress, Ärger oder Angst zu
  empfinden.

Experimentieren Sie jetzt mit der Vorstellung des Springbrunnen-Balls
auch
- im Gehen und Laufen,
- beim Tanzen,
- bei Ihrer Arbeit.

P. S.: Vergessen Sie die Eintragungen in Ihr Erlebnis-Tagebuch nicht!

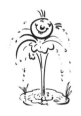

2

DER AKROBAT

Schwerkraft ist die Wurzel
aller Anmut.

Laotse

Spüren Sie, wie Ihr Körper etwas von der Leichtigkeit und der Aufrichtung eines Seiltänzers bekommt?

Akrobaten haben oft deshalb eine so anmutige und gerade Haltung, weil sie ihre Aufmerksamkeit intensiv auf den Einfluss der *Schwerkraft* richten – so wie Sie jetzt in dieser Übung.

Die Erdanziehungskraft (oder Schwerkraft) ist die mächtigste physische Kraft, die uns beeinflusst. Wir sind uns ihrer nur deshalb so wenig bewusst, da sie immer präsent ist und sich nie verändert. Stellen Sie sich vor, wie oft wir über die Schwerkraft reden (und klagen) würden, wenn sie sich wie das Wetter täglich verändern würde!

Interessanterweise hat die Schwerkraft auch eine Struktur gebende Wirkung. Bei Forschungen der NASA wurde z.B. herausgefunden, dass unser Körper bei einem längeren Aufenthalt im schwerelosen Weltraum allmählich seine typische Form verlieren und sich einer amorphen Kugelform annähern würde.

Die Schwerkraft bewirkt also – und das ist wirklich etwas Faszinierendes –, dass wir länger und größer werden. Man könnte daher sagen, dass die Schwerkraft nicht nur eine »niederziehende«, sondern auch eine »aufrichtende« und erhebende Wirkung auf uns hat.

Meist kann man an unserer Körperhaltung deutlich ablesen, wie wir mit der Schwerkraft umgehen. Viele kämpfen krampfhaft gegen sie an (indem sie z.B. die ganze Rückseite des Körpers chronisch verkürzen). Andere geben sich geschlagen (und laufen z.B. sichtlich ermüdet mit hängendem Kopf herum).

Wenn Sie die Schwerkraft jedoch nicht als Feind betrachten, sondern als Verbündeten und wie ein Seiltänzer mit ihr spielen und balancieren, können Sie ihre aufrichtende Wirkung deutlich spüren.

Einige interessante Übungsvariationen:
- Stellen Sie sich mit beiden Beinen auf einen weichen nachgiebigen Boden, etwa ein Kissen, Bett, Sofa etc.
- Balancieren Sie gleichzeitig ein gefaltetes Handtuch oder Kleidungsstück auf dem Kopf.
- Probieren Sie all dies auch einmal mit geschlossenen Augen.

Jemand erlebt seinen unterlegenen Kampf mit der Schwerkraft
als einen stechenden Schmerz im Rücken;
ein anderer als die unschmeichelhafte Kontur seines Körpers;
ein weiterer als ständige Müdigkeit
und wieder ein anderer als eine unerbittlich bedrohliche Umwelt.
Jene über 40 mögen es Alter nennen.
Und doch weisen alle diese Signale auf ein einziges Problem hin,
das so herausragend in unserer eigenen Struktur ist
und den Strukturen von anderen, dass es ignoriert wurde:
Sie sind aus dem Lot. Sie sind alle im Krieg mit der Schwerkraft.

Ida P. Rolf

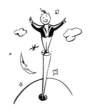

37

DIE KUNST DES SITZENS

Ertasten Sie auf einem Stuhl sitzend einmal mit den Händen Ihre beiden Sitzbeinhöcker. Sie bekommen dadurch ein noch klareres Bild Ihrer Position in den verschiedenen Sitzhaltungen. Wie ging es Ihnen bei der ersten Sitzhaltung des Sich-hängen-Lassens? Es ist sicher für viele von uns die bequemste Haltung. Als jahrelang angewandte Dauerhaltung hat sie jedoch einige Nachteile:

- Die Atmung (vor allem im Brustkorb) ist erheblich eingeschränkt, was zu einem mangelnden Sauerstoffangebot und damit zu zunehmender Müdigkeit führt.
- Je nach Sitzhaltung muss das ganze Gewicht des Kopfes (fünf bis sechs Kilogramm beim Erwachsenen!) von den Nackenmuskeln gehalten werden, die von dieser Dauerbelastung überfordert werden.
- Der ganze Rücken ist vermutlich über längere Zeit ziemlich unbewegt. Die Bandscheiben und Rückenmuskeln ermüden dadurch sehr schnell. (Wenn der Rücken sich öfters leicht bewegt, sorgt das über den Mechanismus der Muskelpumpe zu einer verbesserten Durchblutung, zusätzlich werden dadurch einzelne Muskelgruppen und Bandscheibenteile kurzzeitig entlastet.)
- Die Verdauungsorgane werden auf kleinem Raum zusammengedrängt. (Dies kann zu Problemen im Verdauungsbereich und in den Unterleibsorganen führen.)

Die positiven Auswirkungen des Sich-nach-oben-Ziehens:
- die Verdauungsorgane sind freier und entlastet;
- die Brustatmung ist freier;
- das Gewicht des Kopfes ist besser unterstützt.

Das *Hochziehen* wird jedoch durch zusätzliche Muskelanstrengung erreicht. Als Dauerbelastung stellt dies nicht nur einen enormen Energieverschleiß dar, sondern überfordert und verkürzt langfristig auch einige Rückenmuskeln.

Die ausbalancierte, vom Becken her *unterstützte Sitzhaltung* bewirkt Folgendes:

- Sie ist vom ganzen Oberkörper her relativ frei und trotzdem ziemlich entspannt.
- Die Atmung ist nirgends eingeschränkt.
- Die Unterleibsorgane werden nicht zusammengedrängt.
- Ihr Becken und Ihre Wirbelsäule werden die Neigung haben, sich öfters leicht zu bewegen.

Experimentieren Sie einmal mit verschiedenen Sitzhöhen. Wenn Sie – evtl. mit Kissen – so hoch sitzen, dass eine auf Ihren Oberschenkel gelegte Murmel gerade noch nach vorne Richtung Knie (und nicht nach hinten zur Leiste) rollen würde, so ermöglicht dies Ihnen vermutlich am ehesten eine freie und unterstützende Beckenstellung. Außerdem erlaubt es Ihnen, einen Teil Ihres Gewichts von den Fußsohlen her zu unterstützen und dadurch die Wirbelsäule zu entlasten.

Lassen Sie sich von diesen Erläuterungen nicht dazu verleiten, sich nur auf eine Art des Sitzens, das *richtige Sitzen*, fixieren zu wollen. Je mehr Möglichkeiten Sie zur Auswahl haben, umso besser ist es für Ihren Körper.

In einem gesunden Mechanismus kann man sich
eine angemessene Balance als einen Ruhezustand vorstellen;
als eine Fähigkeit und Bereitschaft,
angemessen und wirkungsvoll
auf eine große Vielzahl von Reizen
zu reagieren.

Ida P. Rolf

LUFTBALLON UND LODENMANTEL

Seien Sie vorsichtig, dass Sie
- den Kopf nicht angestrengt nach oben »drücken« (!)
- oder die Schultern aktiv nach unten ziehen.

Allein die Vorstellung des Luftballons (oder der tropfenden Ärmel des Lodenmantels) führt – ohne dass Sie etwas absichtlich tun müssen – nach einer Weile zur Entspannung der Muskeln, die normalerweise Kopf und Schultern zusammenziehen.

Wenn Sie dabei Ihre Aufmerksamkeit weniger auf die verkürzten Muskeln selbst richten, sondern auf die weiter entfernten *Enden* der Bewegung – wie hier auf Scheitel und Ärmelzipfel –, entspannen die Muskeln sich vermutlich viel direkter.

(Dies liegt daran, dass das Großhirn unsere Bewegungen skelettal organisiert [und nicht muskulär] und dabei gerne die körperfernen Teile betont bzw. in Richtungen denkt.)

Wenden Sie auch diese Übung bei verschiedenen Bewegungen und in verschiedenen Lebenssituationen an, zum Beispiel:
- beim schnellen oder ganz langsamen Gehen,
- im Badezimmer,
- beim Essen und Trinken.

Wir handeln nach dem Bild,
das wir uns von uns machen.
Moshe Feldenkrais

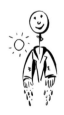

DIE ENTSPANNTE SCHULTER

Grundsätzlich kann man bei jeder Bewegung zwei verschiedene Bewegungsanteile unterscheiden:
- die Kontraktion (Verkürzung) der arbeitenden Muskeln,
- ein Loslassen und Längerwerden anderer beteiligter Muskeln.
(Um den Arm aktiv zu beugen, müssen wir nicht nur den Bizeps verkürzen, sondern beispielsweise auch den gegenüberliegenden Trizeps verlängern.)

Je nachdem, welchen der beiden Anteile Sie besonders betonen, wird eine Bewegung eher verkrampft oder leicht und anmutig sein.

Es ist möglich, eine besonders anmutige – geradezu tänzerische – Bewegungsqualität zu entdecken, wenn Sie die Armbewegung mit einem ganz leichten Loslassen und Weiterwerden im Schultergelenk *beginnen*, noch bevor der Arm gehoben wird.

Denn dies ist das anatomische Geheimnis jeder anmutigen, graziösen und eleganten Bewegung: die Bewegung wird eingeleitet durch ein Loslassen oder Längerwerden der beteiligten Gelenke; und diese Qualität des Längerwerdens begleitet dann auch die darauf folgende eigentliche Bewegungsphase (der sich verkürzenden Arbeitsmuskeln).

Wenden Sie diese Übung jetzt gleich an, indem Sie folgende Bewegungen simulieren:
- das Zähneputzen,
- das Kämmen,
- das Telefonieren.

Später können Sie dann in den tatsächlichen Situationen üben.

In einem ausgeglichenen Körper verkürzen sich
bei einer Bewegung
nicht nur die Beugemuskeln,
sondern die Streckmuskeln
verlängern sich gleichzeitig auch.

Ida P. Rolf

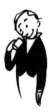

6

SPRINGBRUNNEN-MENSCH

Ist Ihnen ein Zusammenhang zwischen Ihrem Atem und dem Spring-brunnen-Gefühl aufgefallen?

Bei welcher Atemphase können Sie die aufsteigende Wasserströ-mung besonders deutlich empfinden, beim Ein- oder beim Ausatmen? Bei welcher Atemphase ist das nach außen und unten Fallen des Wassers deutlicher spürbar?

Variation:

Viele Menschen empfinden die belebende und erleichternde Wir-kung dieser Übung noch deutlicher, wenn sie sich den Höhepunkt des Springbrunnens ca. zehn Zentimeter oberhalb ihres Kopfes vorstellen. Spüren Sie die nach außen und unten fließende Wasserströmung ent-lang allen Körperaußenseiten, zum Beispiel an:
• Schultern und Armen (sowieso),
• Rücken, Po und Brustkorb,
• den Beinen speziell an Vorder-, Hinter- und Außenseiten.

Können Sie spüren, dass die Muskeln tief im Innern Ihres Körpers einen anderen Charakter haben als die Muskeln, die an der Außen-seite liegen?

(Unsere äußeren oder *Schalen-Muskeln* eignen sich anatomisch gese-hen eher für kräftige, schnelle und grobe Bewegungen. Die darunter liegenden vielen kleinen *inneren Muskeln* dagegen sind eher für feine und differenzierte Bewegungen geeignet.)

Die in diesem Kurs geförderte anmutige und gelöste Körperaufrich-tung kann daher nur von *innen* kommen und nicht wie die stramme Haltung eines Soldaten von der äußeren Schalen-Muskulatur. Laut neuerer elektromyographischer Studien ist es auch diese innere Muskulatur, die für eine dynamisch-aufrechte Haltung im Alltag am wichtigsten ist.

Interessant für Menschen mit Rückenschmerzen: Therapeutische Ansätze, die – wie leider oft üblich – vor allem die langen äußeren Aufrichte-Muskeln kräftigen, haben eine doppelt so hohe Rückfallquote (sprich neue Rückenschmerz-Attacken) wie modernere Ansätze, in denen vor allem die tief im Innern liegenden Muskeln belebt und aktiviert werden.[5]

Die Entwicklung einer ausgewogenen Balance
zwischen innerer und äußerer Muskulatur
hat mit Reifung zu tun.
Kleinkinder bewegen sich vorwiegend
aus der äußeren Schalenmuskulatur heraus.
Erst später lernen wir die Bewegungskoordination zunehmend
an die darunter liegenden, inneren Muskeln abzugeben.
Dies ist ein Zeichen von Reife.

Ida P. Rolf

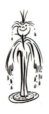

BETTLER UND KÖNIG

Diese Übung ist ziemlich wirkungslos, solange Sie nur irgendeinen König oder Bettler schauspielern. Wirkungsvoll wird sie erst, wenn es Ihnen gelingt, die typische Qualität des Königs in Ihnen (oder des Aschenputtels in Ihnen usw.) zum Ausdruck zu bringen.

Experimentieren Sie auch mit nur ganz kleinen, unsichtbaren Andeutungen der beiden Haltungen. Dabei gewinnen Sie vermutlich mehr Informationen als durch übertriebene und grobe Veränderungen.

Ein paar Details als Anregung, von denen Ihnen vermutlich schon einige aufgefallen sind:
• Wie halten Sie Ihre Schultern?
• Wie schwer fühlt sich subjektiv Ihr Kopf an?
• Wie ist Ihr Atem? Ist er mehr einatmungs- oder mehr ausatmungsbetont? Ist er voll, flach …? Wo ist Ihr Atem spürbar, im Bauch, der Brust …?
• Wie steht es mit der Blickrichtung und der Größe des Blickfelds?
• Wie fühlt sich Ihr Gesichtsausdruck von innen an?
• Welche Qualität hat Ihr Gang?
• Wie klingt Ihre Stimme?
• An welche Situationen aus Ihrem Leben erinnert Sie die jeweilige Haltung?

Achten Sie während des heutigen Tages darauf,
• an welchen Orten Sie in eine bestimmte Haltung überwechseln,
• mit welchen Menschen dies passiert
• oder in welcher Situation.
• Ist der Übergang plötzlich oder eher allmählich?
• Welche Gedankenmuster begleiten den Übergang oder lösen ihn aus?

Es ist am wirkungsvollsten, wenn Sie all diese Dinge nur voller Neugierde beobachten, ohne gleich mit einem erzieherischen Anspruch etwas verändern zu wollen.

Emotionen sind sehr eng
mit unserem muskulären Tonus verknüpft.
Sie reflektieren den Zustand von Balance
oder Unbalance in unserem Körper,
d. h. die Beziehung unseres Körpers zum
Schwerkraftfeld der Erde.

Ida P. Rolf

8

BECKEN-SCHAUKEL

Falls Sie nicht hundertprozentig sicher sind, ob Sie nicht doch Ihre Bauchmuskulatur benutzen, um die Sitzbeine nach vorne zu rollen, legen Sie sich einfach eine Hand auf den Bauch. Wetten, dass Ihre Finger jetzt selbst kleinste Aktivierungen der Bauchwand aufspüren?

Wenn es Ihnen heute nicht gelingen sollte, den Druck der Fußsohlen während der Rollbewegung unverändert zu lassen, dann versuchen Sie es doch einfach mit einer nur halb so großen Bewegung. Einfacher? Na also.

Sollten Sie zu jenen 50 Prozent gehören, denen es gleich beim ersten Üben gelingt, das Becken ohne Beteiligung von Bauch oder Beinmuskeln hin und her zu bewegen: Gratulation, Sie haben soeben Ihren *Hüftlenden-Muskel* (medizinisch *Iliopsoas*) für den Alltag fein abgestimmt! Der subtile Hüftschwung danach hat nämlich just mit diesem verborgenen Wohltäter zu tun. Er liegt an der Vorderseite der Lendenwirbelsäule und verbindet diese mit den Oberschenkeln. Wenn die Beine beim Gehen weniger von den großen Oberschenkelmuskeln her gewuchtet, sondern über diesen Lendenmuskel von der Taille aus *geschwungen* werden, dann freut sich Ihr unterer Rücken, der nun bei jedem Schritt mit dem Becken eine ganz leichte (subtile) Schwung-Bewegung entlang der Vorne-hinten-Achse macht.

Variationen:
* Lassen Sie Ihren Kopf auf die Rollbewegung des Beckens reagieren. Während der »Sitzbeine-nach-vorne-Bewegung« rollt der Kopf mit dem Kinn etwas näher zum Brustbein, bei der entgegengesetzten Beckenbewegung rollt er in die andere Richtung.

- Stellen Sie sich ein Ziffernblatt vor, das hinter Ihrem Becken auf dem Boden gemalt ist. Die Ziffer 6 ist hinter dem Steißbein, Ziffer 12 hinter dem Bauchnabel usw. Verlagern Sie jetzt den Hauptauflagepunkt Ihres Beckens ganz langsam im Uhrzeigersinn. Lassen Sie die Beine dabei vertikal (Kniespitzen zur Zimmerdecke) und achten Sie auf kleine holprige Stellen in der Bewegung. Auch hier gilt: je langsamer, umso wirkungsvoller. Vergleichen Sie dies auch einmal mit der umgekehrten Kreisrichtung, also gegen den Uhrzeigersinn; es kann sein, dass die holprig-sandigen Stellen sich hier bei leicht veränderten Uhrzeiten befinden.

Sind Sie ein Hohlkreuz-Typ? Das können Sie leicht feststellen, wenn Sie die Beine einmal ausstrecken und dann spüren oder ertasten, ob Ihr unterer Rücken auf dem Boden aufliegt. (Achtung: Mogeln gilt nicht; der Test funktioniert natürlich nur, wenn Sie auf einer nicht zu weichen Unterlage liegen. Und den Rücken aktiv nach hinten drücken gilt auch nicht!) Wenn jetzt hinter Ihrem Rücken so viel Platz ist, dass dort ein daumengroßes Mäuschen durchkrabbeln könnte, sind Sie ein Hohlkreuz-Typ, und zwar vermutlich auch im Stehen. Dann ist die »Perlenketten-Variation« genau richtig für Sie:

Stellen Sie sich einen silbernen Faden vor, der von der Zimmerdecke aus an Ihrem Steißbein zieht. Ihr Becken rollt dem Fadenzug folgend so weit in die 12-Uhr-Richtung, dass sich allmählich nicht nur Ihr Kreuzbein vom Boden loslöst, sondern nach und nach auch alle Lendenwirbel. (Ja, diesmal dürfen die Fußsohlen etwas schieben. Der Brustkorb soll jedoch immer noch fest aufliegen.) Dann legen Sie beim Abwärtsrollen die einzelnen Lendenwirbel wieder wie eine Perlenkette Stück für Stück ab. Belohnung nach etwa drei Durchgängen: Beine ausstrecken, alles loslassen und die nun veränderte Auflagefläche des unteren Rückens genießen.

Versuchen Sie das Problem einzukreisen.
Machen Sie das Problem so elastisch, dass es sich verändern kann.
Denn dann wird es sich verändern.
Es braucht nicht dazu gezwungen zu werden.
Die gewaltsame Veränderung sollte um jeden Preis vermieden werden.

Ida P. Rolf

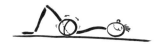

9

DAS MAGISCHE GELENK

Haben Sie auch – wie die meisten von uns – zunächst gedacht, dass das Gelenk zwischen Kopf und Halswirbelsäule irgendwo hinten im oberen Nacken liegt?

Oft tragen und bewegen wir unseren Kopf auch so, als wäre er vorne an den Nacken drangesetzt.

In Wahrheit liegt das Gelenk etwa zwischen den beiden Ohrkanälen, also viel weiter vorne (und oben)! Das Gewicht des Kopfes ist dadurch natürlich wesentlich besser ausbalanciert.

Fühlt sich eine der beiden Gelenksbewegungen bei Ihnen fließender (oder ruckartiger) als die andere an?

Oder ist es Ihnen möglich, beide Bewegungsarten als gleichermaßen fließend zu erleben?

Vielleicht können Sie bei der Drehung des Kopfes einen ganz bestimmten Punkt erspüren, ab dem zusätzliche Halsmuskeln ins Spiel kommen, wenn Sie den Kopf weiterdrehen.

Anatomisch gesehen ermöglicht das Drehgelenk des Kopfes einen Spielraum von ca. 26 Grad zu beiden Seiten. Danach drehen sich die anderen Halswirbel – mit Hilfe von zusätzlichen Muskeln – auch mit.

Preisfrage für feinfühlige Spezialisten:
Es handelt sich bei der Nick- und bei der Drehbewegung genau gesehen um zwei unterschiedliche Gelenke (unteres und oberes Kopfgelenk), die bewegt werden. Können Sie spüren, welche Bewegung etwas weiter oben als die andere stattfindet?

P.S.: Vergessen Sie nicht, Ihre Beobachtungen in Ihr Erlebnis-Tagebuch einzutragen.

An den meisten Köpfen kann man klar feststellen,
zu welchen Teilen des sie umgebenden Raumes
sie kaum in Kontakt kommen;
die Haltung des Kopfes ist charakteristisch
für die allgemeine Haltung
und das Verhalten jedes Menschen.
Der wirkliche Vorzug der aufrechten Haltung
ist die Leichtigkeit der Drehung um die Vertikale,
d. h. von rechts nach links oder anders herum,
die den menschlichen Horizont erweitert.
Natürlich ist dies auch die meist ausgeführte Kopfbewegung.

Moshe Feldenkrais

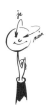

PFLANZENKRÄFTE

Der Weg nach oben
und der Weg nach unten
sind ein und dasselbe.

Heraklit

Haben Sie bemerkt: Je besser es Ihnen gelang, Ihre tiefe Verwurzelung in der Erde zu spüren, umso mehr strömte die aufstrebende Kraft dann in Ihnen nach oben.

Wie tief reichen Ihre Wurzeln – 30 Zentimeter? Ein Meter? Drei Meter? Versuchen Sie eine möglichst konkrete Vorstellung hiervon zu gewinnen.

Was ist es, das Grashalme, Blumen und Bäume wider alle Schwerkraft nach oben wachsen lässt? Eigentlich ein kleines Wunder. Dieselbe wundersame Kraft ist auch in uns spürbar.

Der Prozess der natürlichen Körperaufrichtung ist immer ein Wachstum in zwei Richtungen: nach unten und oben (vorausgesetzt, die Aufrichtung geschieht von innen und ist keine äußerlich aufgesetzte Haltung).
Versuchen Sie probehalber sich nur durch ein Nach-oben-Ziehen aufzurichten.

Können Sie spüren, dass dies mit einem Gefühl des Enger-Werdens oder der Anspannung in bestimmten Körperbereichen einhergeht? Wenn ja, wo genau spüren Sie dies?

Ist Ihnen bei dieser Übung, Pflanzenkräfte, ein Zusammenhang mit Ihrer Atmung aufgefallen?

Achten Sie einmal besonders auf die allseitige Ausbreitungsbewegung Ihres Körpers beim Einatmen.

Stellen Sie sich vor, wie Ihre Wirbelsäule sich beim Einatmen in beide Richtungen verlängert – wie durch zwei kleine Wellen, welche direkt vor Ihrer Wirbelsäule von der Mitte aus nach unten und oben rollen.

Achten Sie heute im Verlauf des Tages mehrmals auf dieses gleichzeitige Streben Ihres Körpers:
  nach unten zur Erde
  und nach oben zum Himmel.

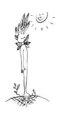

11

ZEITLUPEN-TANGO

Sollten Sie zu denjenigen gehören, die diese Übung anfangs als langweilig oder wirkungslos erleben, so ist dies ein ziemlich sicheres Zeichen dafür, dass Sie immer noch mit zu großer Anstrengung arbeiten.

Diese Übung hat nicht im Geringsten etwas mit mechanischen Muskel-dehnungen oder -stärkungen zu tun. Ihre Wirkung liegt allein auf der Informationsebene, vergleichbar etwa einer homöopathischen Medizin. Ihrem Nervensystem werden einzelne differenzierte Komponenten der Drehbewegung gezeigt, damit es die Möglichkeit bekommt, die im Gehirn gespeicherten Bewegungsprogramme zu verfeinern und so überflüssige Spannungen und Verhärtungen loszulassen.

Ein aufmerksames Erforschen neuer, ungewohnter Bewegungsmuster führt über diesen Lernprozess des Nervensystems oft dazu, dass danach selbst die gewohnten Bewegungen ökonomischer, d. h. freier und leichter werden.

Achten Sie bei dieser Übung also darauf, die Bewegungen so anstrengungslos und sanft wie möglich auszuführen. Den Kopf (oder Augen bzw. Schultern) also nicht bis zum Anschlag drehen, sondern nur so weit, wie es ohne jegliche Mühe spielend möglich ist.

Beobachten Sie nach dem Zeitlupen-Tango dann einmal die Bewegungen Ihres Schultergürtels beim Gehen. Vielleicht können Sie spüren, wie bei jedem Schritt eine Schulter ein kleines Stückchen nach vorne gleitet und die andere nach hinten.

Wie geschmeidig ist diese Bewegung jetzt geworden?

Kann sein, dass Sie in anderen und sich selbst den Eindruck erwecken, Sie kämen gerade aus einem Urlaub in der Karibik zurück!

Die Bewegungen sind gar nichts.
Was ich will, sind nicht bewegliche Körper,
sondern bewegliche Gehirne.
Ich will, dass jeder Mensch
seine menschliche Würde wieder herstellen kann.

Moshe Feldenkrais

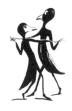

12

Der geschmeidige Rücken

Wahrscheinlich ist Ihnen aufgefallen, dass bei der ersten Variation (Unterarme parallel vor dem Körper) die Beweglichkeit der Brustwirbelsäule etwas eingeschränkt ist und dafür die Bewegungen in der Lenden- und Halswirbelsäule umso deutlicher sind.

Wie ist es bei den anderen Variationen?

Spüren Sie, wie die Bewegungen immer fließender und geschmeidiger werden und die anfangs noch vorhandenen Sprünge und holprigen Stellen im Bewegungsablauf immer mehr verschwinden?

Verlagern Sie auch einmal Ihre Aufmerksamkeit vom Rücken auf die Vorderseite: Wie bewegen sich dort die Rippen und das Brustbein?

In welcher Bewegungsphase atmen Sie lieber ein und in welcher lieber aus?

Versuchen Sie es einmal bewusst anders herum und dann wieder so, wie es Ihnen spontan angenehmer war.

Wie fühlt sich unsere Bewegung mit einer asiatischen Gebetshaltung (Handflächen ungefähr in Gesichtshöhe zueinander) an?

Vielleicht ist es Ihnen dabei möglich, eine Bewegungs- und Atemqualität zu entdecken, die so anmutig und heilsam ist, dass Sie von den Göttern für Ihr Gebet mit einem geheilten Rücken belohnt werden.

Das Ziel ist ein Körper,
der für eine Bewegungsqualität von minimalem Aufwand
und maximaler Wirksamkeit organisiert ist;
also nicht durch muskuläre Anstrengung,
sondern durch eine vermehrte Bewusstheit
darüber, wie es funktioniert.

Moshe Feldenkrais

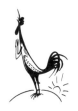

DER HOHLE BAMBUS

Sollte Ihr Körper bei einer realistischen Bambusvorstellung zu sehr vom Wind bewegt werden, können Sie sich auch einfach den untersten Teil eines baumgroßen Riesenbambus vorstellen.

Experimentieren Sie mit dem Unterschied zwischen bewusst gesteuerten Balancebewegungen und solchen, die – meist erst nach einer Weile – ganz von alleine geschehen.

Wie hängen Ihr Atem und die Balancebewegungen zusammen?

Schwingt Ihr Körper als ein (starres) Stück oder als ein in sich beweglicher, weicher Organismus?

Können Sie die Bewegungen so klein werden lassen, dass sie von außen nicht sichtbar sind?

Sich selbst als Bewegung zu erleben
ist eine der bedeutendsten Wahrnehmungen,
die man über die Welt haben kann.
Das heißt, nicht mehr länger in Kategorien zu denken
wie Körper / Seele, innen / außen, körperlich / spirituell,
sondern stattdessen zu sehen,
dass eine Person ein Zusammen-Wirken ist
aus vielen Arten an Bewegung
die gleichzeitig stattfinden,
Bewegungen die zusammenfließen
und sich gegenseitig beeinflussen.
                                        Emilie Conrad

DIE TRÄLLERNDE NACHTIGALL

Ist Ihnen ein Lied eingefallen, das Sie besonders schön, lustig oder ergreifend finden? Falls nicht, so wird Ihnen im Verlauf des Tages mit ziemlicher Sicherheit noch was Treffendes einfallen.

Ist Ihnen schon aufgefallen, dass Sänger meist eine recht gute Körperhaltung haben? Selbst in Laien-Gesangsvereinen kann man oft beobachten, wie richtiges Singen dem Oberkörper Auftrieb geben kann. Beobachten Sie auch einmal die Vögel, wenn sie ihr Lied trällern...

Nach einiger Übung wird es Ihnen leicht möglich sein, nur durch die Vorstellung dieses Sängergefühls in Sekundenschnelle denselben Auftrieb zu erfahren.

Es steht Ihnen natürlich nichts im Wege, es auch einmal mit lautem Singen zu versuchen und dieses mit der Wirkung des vorgestellten Singens zu vergleichen.

Gott achtet mich, wenn ich arbeite.
Aber er liebt mich, wenn ich singe.
Rabindranath Tagore

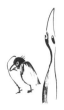

WACKEL-DACKEL

Organisches Lernen ist lebendig
und findet statt,
wenn man in einer guten Laune ist
und in kurzen Intervallen arbeitet.

Moshe Feldenkrais

Im Alltag – vor allem unter Anspannung – versteifen wir häufig das obere Kopfgelenk, sodass Kopf und Hals dann nur noch als ein zusammengehörendes festes Stück bewegt oder gehalten werden. Der Biologe Albert Magnus stellte schon Anfang des letzten Jahrhunderts bei vielen Vierbeinern und anderen Wirbeltieren fest, dass die Kopf-zu-Hals-Positionierung auf den restlichen Körper genauso wirkt wie das Lenk-Ruder oder Steuer bei einem Schiff auf den Schiffskörper. Physiotherapeuten sprechen deshalb auch beim Menschen von so genannten *Nacken-Stellreflexen*, die für die gesamte Körperhaltung von großer Bedeutung sind.

Fazit: Wenn wir den Kopf fest halten, wird auch der restliche Körper eher fest und starr. Und anders herum: Bei gelöstem Kopfgelenk entspannt sich der Rest fast von selbst.

Die Muskeln, welche das Kopfwackel-Gelenk am häufigsten im Alltag versteifen, befinden sich zwischen Hinterhaupt und den ersten zwei Halswirbeln[6]. Hier ein wirkungsvoller Trick, mit dem Sie die Öffnung und Lösung dieses wichtigen Übergangsgebietes – auch in einer potenziell spannungsgeladenen Alltags-Situation – unterstützen können: Reiben Sie sich eine Prise Tiger-Balsam oder ein anderes kühlendes Mittel unter den hinteren Kopfansatz. Dann fällt es leichter, mit diesem Gebiet Kontakt zu halten und sich dort nicht zu versteifen.

Für Läufer und andere (Freizeit-)Sportler: Wenn Sie möchten, dass sich Ihre Beine noch leichter und schneller bewegen, achten Sie auf eine freies, wackelndes Kopfgelenk. Laufband-Studien mit Profi-Läufern ergaben: Wenn der Muskeltonus am Hals-Kopf-Übergang mittels eines elektrischen Impulsgebers unmerklich erhöht wurde, liefen diese Sportler deutlich langsamer. Wurde dieselbe Region künstlich entspannt, bewegten sich die Beine hingegen automatisch schneller. Das hat Ähnlichkeiten damit, wie ein Reiter mittels der Zügel die Geschwindigkeit des Pferdes drosselt (Zügel stramm) oder beschleunigt (Kopf loslassen). Lösen Sie also die Bein-Bremse im Nacken, dann geht oder läuft so manches schneller und flüssiger.

Variation:
Stellen Sie sich vor, Sie hätten hinten am Kopf einen kleinen Pferdeschwanz mit einem Glöckchen daran. Beim zügigen Gehen (oder Traben, Treppensteigen etc.) möchten Sie nun, dass die leichten Schwingungen des Kopfes – wie bei einem munteren Pony – das Glöckchen zum Läuten bringen.

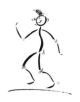

16

DER GESTIMMTE KÖRPER

Ist Ihnen aufgefallen, dass der Laut »aaaa« eher den oberen Brust-korb, der Laut »oooo« hingegen eher den unteren Brustkorb zum Schwingen bringt?

Der Hauptzweck dieser Übung liegt im bewussten Erleben des Über-einander-Balancierens der einzelnen Segmente des Körpers. Die Benutzung der Laute dient hier also nur als zusätzliche Verstärkung, um Ihre Aufmerksamkeit auf einzelne Bereiche zu lenken.

Zum Beispiel:

Spüren Sie beim »mmmm« in den Fußsohlen, wo Sie das Hauptge-wicht auf den Füßen haben:
- mehr auf dem rechten oder linken Fuß?
- vorne mehr als hinten?
- mehr auf den Außen- oder Innenkanten?

Möglicherweise neigen Sie dazu, Ihr Becken nach vorne gekippt zu halten, als ob Sie den Inhalt einer Schale nach vorne auskippen wollten. (Sie können dies am ehesten beurteilen, wenn Sie sich seit-lich vor einem großen Spiegel stehend betrachten.) Achten Sie in diesem Fall darauf, dass beim Laut »uuuu« Ihr Beckenboden unter Ihnen zum Schwingen kommt (jedoch ohne dabei Ihre Pomuskeln anzuspannen).

Den oberen Brustkorb halten wir üblicherweise fast immer nach hinten zurückgelehnt, sodass er sich meist deutlich hinter den Oberschenkeln befindet. Deshalb ist es hilfreich, sich den Brustkorb als senkrecht über den Oberschenkeln balancierend vorzustellen.

Wichtig:

Ihr Brustkorb ist kein fester Block, kein Brust-Kasten.
Er ist ein Korb, ein bewegliches Geflecht.
Lassen Sie ihn also weich und in sich beweglich sein.

»Oh, wenn er doch nur seinen Kopf hochhalten würde!
Oh, wenn er doch nur seine Schultern
zurückbringen würde«, sagt die Familie.
Aber diese wohlmeinenden Kritiker machen den Fehler,
dass sie nicht erkennen, dass der Kopf nicht hoch
und die Schultern nicht zurück können
in die entspannte Position einer gut fundierten Körperhaltung,
solange nicht die unteren Strukturen angemessen zur Erde
und zueinander in Beziehung gebracht werden.

Ida P. Rolf

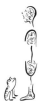

17

ANMUTIGES AUFSTEHEN

Sie werden vermutlich festgestellt haben, dass es gar nicht so einfach ist, ohne die bei den meisten von uns schon reflexartige Verkürzung des Nackens, sondern mit langem und entspanntem Rücken aufzustehen oder sich hinzusetzen.

Vielleicht haben Sie außerdem auch die Angewohnheit, dabei im unteren Rücken ein Hohlkreuz zu machen?

Möglicherweise haben Sie zunächst noch den Eindruck, dass ein kleiner Ruck beim Aufstehen (oder ein »Bums« beim Hinsetzen) unumgänglich ist.

Wenn dies bei Ihnen der Fall ist, experimentieren Sie zunächst speziell damit, sich im Sitzen immer weiter vor zu lehnen und dabei die allmähliche Gewichtsverlagerung vom Gesäß auf die Fußsohlen zu spüren.

Wenn Sie so den Punkt finden, wo Ihr Po sich ganz vom Stuhl lösen könnte, lassen Sie ihn nur ein bis zwei Zentimeter abheben. Kommen Sie danach aber wieder zurück zum vollen Sitzen und wiederholen Sie diese Bewegung ein paar Mal.

Lassen Sie Ihre Arme entspannt hängen, sodass Sie sich auf halber Strecke zwischen Sitzen und Stehen möglicherweise wie ein Affe fühlen.

In der klassischen Alexander-Technik bildet das Erlernen des anmutigen Aufstehens und Hinsetzens oft den Hauptinhalt der Unterrichtsstunden.

Hierzulande nehmen neuerdings vor allem Schauspieler, Musiker und Tänzer hierin Unterricht und erzielen damit beachtliche Verbesserungen ihres gesamten Körpergebrauchs.

Das Aufstehen und Hinsetzen ist bei uns ein so alltägliches und eingefleischtes Bewegungsmuster, dass eine Veränderung dieser Bewegung in Richtung auf mehr Harmonie und Anmut große Auswirkungen in vielen anderen Bereichen mit sich bringt.

Das Gehirn neigt dazu,
immer wieder die ausgetretenen Pfade zu gehen.
Doch es ist erstaunlich,
wie leicht man es in eine neue Richtung lenken kann,
wenn man es erst mal aus dem Schlendrian heraus hat.

F. M. Alexander

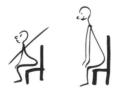

NEUORIENTIERUNG

Probieren Sie diese drei Hauptrichtlinien der Alexander-Technik einmal beim Aufstehen sowie beim Hinsetzen (vgl. Karte Nr. 17). Sie werden merken, dass diese drei »sanften Einladungen« das Überwinden unharmonischer Gewohnheitsmuster deutlich erleichtern.

Die erste Einladung
NACKEN ENTSPANNT
zielt darauf ab, eine Verkürzung der oberen Nackenmuskeln zu verhindern.

Die zweite Einladung
KOPF NACH OBEN UND VORNE
erlaubt Ihnen, die jeweilige Bewegung vom Kopf her einzuleiten, wobei Sie vom ganzen Kopf her (nicht nur von der Stirnseite aus) länger werden und das Rückgrat von der drückenden Last des Kopfes befreit wird.

Die dritte Einladung
RÜCKGRAT LANG UND RÜCKEN BREIT
erlaubt Ihnen dann, vom ganzen Rumpf aus länger zu werden, Ihre Schultern weit zu lassen und die seitlichen Ausbreitungsbewegungen Ihrer Rippen (zum Beispiel beim Atmen) in vollem Ausmaß zuzulassen.

Diese Übung kann langfristig angewandt eine enorme Wirkung auf unsere ganze Körperhaltung und unsere Bewegungsqualität haben. Es scheint, dass dadurch neue Bahnungen in unserem Gehirn entstehen, die sich in neuen Gewohnheitsmustern (diesmal harmonischeren) ausdrücken.

Wenden Sie diese Übung heute einmal beim Staubsaugen, Geschirrspülen oder bei einer ähnlichen Tätigkeit an.

Jeder will es richtig machen;
aber niemand hält inne, um zu überlegen,
ob seine Vorstellung von richtig
auch die richtige ist.

F. M. Alexander

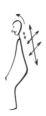

19

DIE BOJE

Können Sie spüren, wie Sie die Muskeln im oberen Nacken loslassen müssen, um die kleinen Bewegungen der Boje geschehen zu lassen?

Dort – also direkt unterhalb der Schädelbasis – ist interessanterweise eine Stelle, in der einige esoterische Schulen einen zentralen körperlichen Punkt für die innere Aufrichtung sehen.

Der erfolgreiche Extrem-Bergsteiger Reinhold Messner erwähnte einmal, dass er von den Tibetern gelernt hätte, auf diesen körperlichen Punkt am Übergang zwischen Kopf und Hals zu achten, an dem, wie er sagt, »sich Sinneserfahrung und geistige Erfahrung treffen«.

Gehen Sie – probeweise – einmal mit steifem Genick (oder starrem Hals) ein paar Schritte umher und dann wieder mit gelöstem Nacken und den kleinen sanften Bojenbewegungen.

So wie eine Boje auch bei ruhigem Seegang bei genauem Hinschauen ganz kleine Bewegungen erkennen lässt, so können Sie auch im freien Stehen die kleinen, wellenartigen Auswirkungen der Balancebewegungen Ihres Rumpfes oder Ihres Atems auf den schwimmenden Kopf spüren.

Die dynamische Konzeption der aufrechten Haltung ist folgende:
Der Körper sollte so organisiert sein,
dass er jede Bewegung,
z.B. vorwärts, rückwärts, rechts, links,
runter, rauf, Rechts- und Linksdrehung
ohne vorheriges Arrangieren
der Körpersegmente beginnen kann.
Ohne plötzlichen Wechsel im Atemrhythmus,
ohne den Unterkiefer zusammenzupressen
oder die Zunge zu spannen,
ohne wahrnehmbare Spannung der Nackenmuskeln
oder Fixierung der Augen.
In einem solchen Zustand
ist der Kopf nicht im Raum festgehalten,
sondern kann sich ohne vorherige Ankündigung
frei in alle Richtungen bewegen.

Moshe Feldenkrais

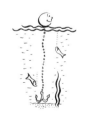

20

DER PHILOSOPH

Wie jedes gute Kartenspiel hat auch dieses eine Joker-Karte.

Sie soll hier dafür sorgen, dass Sie nicht mit allzu tierischem Ernst an die Sache gehen und sich zu sehr versteifen.

Wenn Sie nicht nur bei dieser Karte, sondern auch bei den anderen Übungen eine gute Prise Humor behalten, wird Ihnen manches leichter fallen und leichter gelingen.

> *Hat man einen Bogen, so spanne man ihn gelegentlich ab.*
> *Bleibt er die ganze Zeit gespannt,*
> *so zerspringt er und ist nicht mehr zu gebrauchen,*
> *wenn man ihn nötig hat.*
> *So ist auch der Mensch eingerichtet.*
> *Wollte er immer ernsthaft arbeiten*
> *und gar nicht scherzen,*
> *so müsste er eines Tages stumpfsinnig werden.*
>
> Herodot

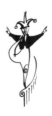

Zusätzliche Fragen:
- Ist es wirklich notwendig, sich mit dem Kopf so weit nach vorne zu lehnen?
- Hat Ihr Brustkorb die Möglichkeit, um frei und leicht in alle Richtungen zu atmen?
- Gibt es etwas, das Sie an Ihrer Sitzhöhe und der Höhe der Schreibfläche verändern können, um es sich noch leichter zu machen?

Wenn Sie gewöhnlich mit einer Tastatur schreiben, wenden Sie diese Übung auch auf diese Situation an.

Für Schreibtischtäter ein paar Tipps:
- Die Sitzhöhe sollte so hoch sein, dass bei aufgestellten Beinen eine gedachte Murmel auf dem Oberschenkel gerade noch in Richtung Knie rollen würde.
- Die Tischhöhe sollte es Ihnen erlauben, dass Sie beim Schreiben die Handgelenke auflegen und die Ellenbogen-Gelenke dabei einen rechten Winkel bilden.
- Der Bildschirm-Oberrand eines Computers sollte auf Augenhöhe sein. Wenn der Bildschirm höher ist, kann das Lid das Auge auf Dauer nicht so gut befeuchten. Die Augen beginnen dann eher zu brennen. Sorgen Sie auch für eine bequeme Handgelenkauflage (evtl. mittels speziellem im Computerhandel erhältlichem Auflagekissen) vor der Tastatur.
- Überprüfen Sie, ob Sie – wie die Mehrzahl der Sitzenden – dazu neigen, nach längerer Zeit in einen langen Rundrücken zu verfallen, der schon unten in einem nach hinten gekippten Becken beginnt. Dann empfiehlt sich eine leicht schräge, nach vorne abfallende Sitzfläche, um den Becken-Oberrand etwas mehr nach vorne zu neigen. Am einfachsten und preiswertesten geht dies mit einem

speziellen Sitzkeil, den Sie im Sanitätshandel bekommen. Hilfreich sind aber auch die modernen Balans®-Stühle (mit Knieauflage und nach vorn abfallender Sitzfläche), sofern Sie nicht zu Knieleiden neigen und diesen Knie-Stuhl nicht ständig, sondern abwechslungsweise benutzen.

- Besonders empfehlenswert sind die superflachen, luftgefüllten *Ballkissen* als Stuhlauflage.[7] Damit tendiert die Wirbelsäule zu häufigeren kleinen Bewegungen, was nicht nur den Bandscheiben und Rückenmuskeln gut tut, sondern auch die geistige Aufmerksamkeit und Wachheit erhöht.

Ich habe festgestellt, dass ein Mensch,
der seine gewohnheitsmäßigen Reaktionen
auch nur einigermaßen abstoppen kann,
in der Lage ist, seine Funktionen und sein körperliches Verhalten
in verhältnismäßig kurzer Zeit zu verändern
und Verbesserungen zu erzielen,
die man normalerweise für unmöglich hält.

F. M. Alexander

72

22

DIE DREI MAGISCHEN ACHSEN

Die Bedeutung der ersten Achse (unten-oben) ist in diesem Kurs schon des öfteren erfahrbar gemacht worden. Subjektiv wird eine zunehmende Klarheit dieser körperlichen Dimension oft mit den Begriffen
– Auftrieb
– Erdung
– Leichtigkeit
oder Ähnlichem beschrieben.

Spielen Sie oder meditieren Sie einmal im freien Sitzen oder Stehen mit der Vorstellung eines hellen Lichtkanals, der unmittelbar vor (also an der Bauchseite) der Wirbelsäule vom Steiß bis zum Scheitelpunkt verläuft.

Die zweite körperliche Dimension (hinten-vorne) wird eher mit Formulierungen beschreiben wie
– eine Richtung haben
– Tiefe
– Schub.

Die Bewegungsrichtung der Knie geradeaus nach vorne ist vor allem beim Gehen von Vorteil.[8] Unsere Knie sind nämlich als einfache Scharniergelenke – mit nur einer Bewegungsrichtung – konstruiert und nicht für Dreh- und Verwinde-Bewegungen gedacht.

Stellen Sie sich vor, welchen Verschleiß es sinngemäß bei einem Auto darstellen würde, wenn die Räder nicht parallel, sondern gegeneinander stehen würden.

Die Vorstellung von unsichtbaren Fäden, die von vorne an unseren Knien ziehen, ist oft sehr hilfreich beim Gehen (und ermöglicht z.B. eine freiere Beckenbewegung).

Dieselbe Vorstellung ist oft auch nützlich bei der Geste des anmutigen Aufstehens (vgl. Karte Nr. 17).

Weniger offensichtlich ist zunächst die Richtung der Ellbogenspitzen zu den Seiten. Ihre Wirkung zielt mehr auf den Schultergürtel und Brustkorb als auf die Arme. Beim Armheben – etwa um einen Schluck aus einer Tasse zu trinken – wird es wohl am deutlichsten: Wenn der Ellbogen frei zur Seite schwingt, bleibt die Aufrichtung und Atemfreiheit des Brustkorbs unbeeinträchtigt erhalten. (Vergleichen Sie dies einmal mit der *engen* Art, wenn Sie hierbei Schulter und Ellbogen anziehen).

Diese dritte Dimension des Körpers wird oft mit Begriffen assoziiert wie
– Raum-Gefühl
– Ausdehnung
– Atemfreiheit
– Raum einnehmen
und von manchen Therapeuten in Relation gebracht zur *Beziehung zu den Mitmenschen um Sie herum* (also eher auf Geschwister- und Paar-Ebene, nicht zu Autoritäten und Untergebenen).

Wenn Sie die drei Achsen nicht als rigiden Anspruch verstehen, sondern als energetische Orientierungsachsen, werden Sie wahrscheinlich spüren, dass diese nach einer Weile eine magisch wohltuende Wirkung auf Sie haben.

Vielleicht – wenn Sie Glück haben – spüren oder verstehen Sie jetzt sogar etwas vom Zauber alt-ägyptischer Pharaonen-Darstellungen, bei denen diese drei Achsen ja interessanterweise besonders deutlich verkörpert sind.[9]

*Die beste Lösung für den menschlichen Körper
besteht in der Symmetrie entlang der drei zentralen Achsen
und nicht nur in der bloßen Ausrichtung in der Vertikalen.
Um diese dreidimensionale Symmetrie zu erreichen,
müssen wir uns aller Faktoren bewusst werden,
die unseren Körper ausmachen.*

Ida P. Rolf

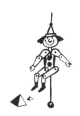

DIE HEILSAMEN TENNISBÄLLE

Achtsamkeit hat keine Präferenzen,
ist bereitwillig, offen und ehrlich,
will nicht anders sein, als sie ist.
Sie beobachtet, was vor sich geht.
Es ist ihre Aufgabe, Notiz von der Erfahrung zu nehmen.
Sie ist darauf gerichtet, auf die Frage zu antworten,
was im Fluss der Erfahrung aufeinander folgt.

Ron Kurtz

Natürlich tun es auch andere etwa faustgroße (Gummi-)Bälle, sofern sie nicht allzu weich sind. Stopfen Sie diese in einen Socken oder eine Mullbinde und verschließen das Ganze so, dass die beiden Bälle nun für immer fest zusammenhalten. Optimal sollte der untere Teil Ihres Hinterkopfes darauf aufliegen, und zwar so, dass der rechte Hinterkopf auf einem Ball und der linke auf dem anderen Ball aufliegt. Achten Sie darauf, dass der Kopf mit der Gesichtsebene parallel zur Zimmerdecke bleibt, also nicht nach oben oder unten wegkippt.

Stellen Sie sich vor, dass der Kopf ganz langsam wie Butter oder warmes Wachs in die beiden Bälle hineinschmilzt. Oder noch besser: Erinnern Sie sich an die kleinen halbkugelförmigen Schüttel-Spielzeuge mit einer Winterlandschaft? Nach einem kurzen Schütteln kann man damit noch lange Zeit verträumt den Schneeflocken zuschauen. Stellen Sie sich ein ähnliches *Flocken-Sinken* innerhalb ihres Schädels vor, sodass sich Ihre Hinterhauptschale ganz langsam mit weißen Schneeflocken füllt.

Vermutlich werden Sie – wie die meisten Menschen – schon bald eine wohlig entspannende Wirkung spüren. Hilfreich ist es auch, sich vorzustellen, dass die beiden Augäpfel sich mit der Schwerkraft nach hinten in die Augenhöhle hinein entspannen und sich dort ausruhen dürfen.[10] Falls Sie jedoch zu jener seltenen Minderheit gehören, bei denen durch die Bälle eher Kopfschmerzen oder andere Unwohlgefühle ausgelöst werden, platzieren Sie die Bälle lieber unter das Becken, oder tauschen die Tennisbälle gegen zwei weichere Bälle aus. Ideal sind hierfür z. B. so genannte 'Soft Balls'.

Das ist auch für alle anderen eine lohnende Variation: Platzieren Sie im Liegen die beiden Bälle hinter Ihr Kreuzbein, sodass Ihr Becken, ohne zu sehr zu kippen, auf den Bällen frei balanciert. Diese Variation ist auch gut geeignet, um Perioden- oder Kreuzschmerzen zum Verschwinden zu bringen.

Für Experimentierfreudige:
Wenn Sie andere Rücken-Stellen *auf die Rolle legen* wollen, probieren Sie dies ruhig aus. Manchmal hilft es auch, sich dann ein zusammengelegtes Handtuch oder schmales Kissen unter den Kopf bzw. das Becken zu legen, um eine optimale Auflage zu erleichtern.

Super-Tipp für alle: Wenn Sie danach aufstehen, sollten Sie kurz jede Fußsohle auf der Ball-Rolle massieren. Dann sind Sie von Kopf bis Fuß fit für den (Großstadt-)Dschungel.

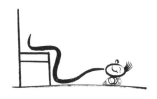

24

VORBILD?

Vermutlich haben Sie schon vor dieser Übung bemerkt, dass Sie im Laufe dieses Kurses einen viel genaueren Blick für die Körperhaltungen Ihrer Mitmenschen bekommen haben und Ihnen diese nun zunehmend auffallen.

Es geht in dieser Übung jedoch nicht darum, im Sinne von schlecht und gut über andere Menschen zu urteilen!

Vielmehr haben Sie die Möglichkeit, die – angenehmen oder auch nachteiligen – Auswirkungen bestimmter Körperhaltungen nachzuempfinden und dadurch daran erinnert zu werden, Ihre eigene gelöste Aufrichtung zu finden.

Die Fähigkeit, sich körperlich-emotional in andere hineinzuversetzen (Meta-Kinesis), ist bei uns Menschen eine äußerst wichtige Gabe. Wenn Ihnen als Zuschauer eine tänzerische oder sportliche Bewegung besonders gefällt, hängt dies auch damit zusammen, dass Ihr eigener Körper auf einer ganz subtilen inneren Ebene mitgemacht hat.

Ein anderes Beispiel: Wenn wir im Alltag im Gespräch mit einem Menschen einen guten Rapport haben, so passen wir meist unsere Körperhaltung oder Bewegungsqualität ein wenig an den Stil des anderen an, was diesem meist unterbewusst das Gefühl gibt, dass wir *uns gut verstehen.*

Fazit: Anstatt im Alltag zu versuchen, das Verhalten eines Mitmenschen nach irgendeinem psychodiagnostischen Nachschlagewerk intellektuell zu deuten (und dabei sehr oft zu missdeuten), entwickeln Sie lieber diese Fähigkeit des Sich-hinein-Spürens und seien Sie dabei offen für viele Überraschungen, Korrekturen und ständige Verfeinerungen.

Haltung und Körperstruktur spiegeln das mentale Leben';
sie verraten unsere Körperempfindungen,
unsere Gedanken, Gefühle,
Einstellungen, Überzeugungen
und Gewohnheiten.

Ron Kurtz

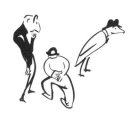

DIE KUNST DES TRAGENS

Wenn Sie die Möglichkeit haben, die Übung vor einem großen Spiegel stehend zu machen, sollten Sie dies unbedingt ausnutzen. Praktizieren Sie die Übung dann sowohl mit offenen als auch geschlossenen Augen.

Ein paar Details:
- Ist es wirklich notwendig, die tragende Schulter so weit hoch zu ziehen?
- Können Sie spüren, dass Sie bei hochgezogener Schulter die Last dieses Armes noch zusätzlich mittragen müssen?
- Spüren Sie, wie die Rippen auf der tragenden Seite zusammengequetscht werden und die Hüfte zur Seite heraus gestemmt wird, so, wie wenn die ganze Seite verkürzt würde?
- Ist es möglich, auf dieser Seite trotzdem groß zu bleiben?
- Können Kopf und Nacken frei beweglich bleiben?
- Wenden Sie die Übung auch einmal sinngemäß auf das Tragen einer Handtasche oder Aktentasche an.
- Wie ist es, wenn Sie die Tasche auf der anderen Seite tragen?
- Experimentieren Sie auch einmal mit der Methode, eine Gesamtlast auf beide Arme zu verteilen, anstatt sie auf einer Seite zu tragen (z.B. zwei mittelschwere Einkaufstüten anstelle einer schweren).

Aufrecht stehen heißt gegen die Schwerkraft arbeiten;
und wenn man den Widerstand gegen die Schwerkraft
definiert als Lebenskraft,
kann man sagen, dass diejenigen,
welche die geringste Energie verschwenden
den Körper aufrecht zu halten,
das größte Potenzial haben,
ihre Lebensenergien auf eine andere Aktivität zu richten.
Shizuto Masunanga: Zen Imagery

26

DIE NEUE AUGENHÖHE

Merken Sie sich am besten ein paar Markierungspunkte für Ihre Augenhöhe, an denen Sie in Zukunft erkennen können, ob Sie sich in Ihrer alten (geduckten?) oder in der neuen, königlichen Haltung befinden.

Vielleicht haben Sie die Angewohnheit beobachten können, sich beim Gespräch mit kleineren Menschen unbewusst zu ducken.

Manche von uns nehmen auch beim Aufschauen eine geduckte oder demütigende Kopfhaltung ein.

Sie können jedoch vermutlich auch spüren, wie es Ihnen nun leicht möglich ist, beides als Auslöser für eine wohltuende und – besonders beim Aufschauen – erhebende Aufrichtung wirken zu lassen.

Für besonders stark Motivierte: Verteilen Sie heute zwei bis drei Klebe-Markierungspunkte als Erinnerungsstützen in der Wohnung. (Wenn Sie Fantasie und Humor haben, können Sie solche lustigen Punkte auch einem etwa gleich großen Gesprächspartner gedanklich ins Gesicht kleben, um Ihre neue Augenhöhe dort zu markieren.)

Viele gewohnheitsmäßige Haltungen
drücken nicht unmittelbar eine Emotion aus,
sondern sind vielmehr eine Position,
aus der heraus bestimmte Verhaltensweisen
und Emotionen möglich sind.

F. M. Alexander

DER TRICK MIT DEM RÜCKSPIEGEL

Gewohnheit ist Gewohnheit.
Man kann sie nicht aus dem Fenster werfen,
man muss sie Schritt für Schritt
die Treppe runter locken.

Mark Twain

Leider reagieren unsere so genannten Kapuzenmuskeln im Nacken beim Autofahren mit erhöhter Anspannung auf den Anblick von schnell auf uns zu kommenden Objekten. Dies ist ein ursprünglich sehr nützlicher Reflex zum Schutze der verletzbaren Halsschlagader, der früher so manchem Vertreter aus der Steinzeit-Generation das Überleben gerettet hat. Messungen haben dies beim modernen *Homo Automobiliensis* bestätigt: Je schneller die Geschwindigkeit beim Fahren, umso angespannter und sprungbereiter wird der Kapuzenmuskel.

Nein, die Konsequenz daraus kann nicht sein, zurück zur Steinzeit oder zum Pferdekutschen-Alter zu gehen. Aber wenn man um diese spezifischen körperlichen Zusammenhänge weiß, kann man gezielter damit umgehen; z.b. mit häufigen kleinen Pausen bei längeren Fahrten oder mit einigen Übungen aus diesem Kurs davor und danach.

Sollten Sie zu den glücklichen Menschen gehören, die wie ich häufiger auf einem Fahrrad sitzen als in einem Auto, so können Sie auch hier ein ähnliches Prinzip nutzen:

Anstatt den Rumpf zu einem buckligen Rundrücken zu verkürzen, strecken Sie gleich zu Beginn ihre Sitzbeine (oder wenn Sie wollen auch Ihr Steißbein) so weit wie möglich nach hinten. So wird Ihr Rumpf schön lang gestreckt – der Rücken bleibt lang und gerade.

Ein Tipp: Verstellen Sie die Neigung der Sattelfläche so, dass diese vorne etwas tiefer als hinten ist, und zwar ein kleines bisschen schräger, als Ihnen im ersten Moment noch als angenehm und bequem vorkommt. Probieren Sie es aus: Schon nach wenigen Fahrten haben Sie sich daran gewohnt und Ihr Rücken beginnt sich wohl zu fühlen.[11]

Eine zusätzliche Auto-Übung: Schmiegen Sie abwechselnd unterschiedliche Rückenbereiche etwas fester gegen die Sitzlehne. Auch wenn die ersten Bewegungen noch etwas ruckartig und undifferenziert ausfallen sollten, suchen Sie zunehmend nach möglichst geschmeidigen Verlagerungsbewegungen. Stellen Sie sich vor, Ihr Rücken würde durch diese aktive Sesselmassage so geschmeidig werden, dass er sich schon bald so anmutig wie die Vorderseite einer Bauchtänzerin bewegt.

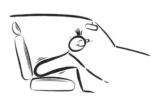

28

DIE ZWEI SCHWINGENDEN KUGELN

Lassen Sie sich nicht entmutigen, falls Sie sich zunächst überfordert fühlen! Diese Übung gehört in der Tat zu den anspruchvollsten, aber auch lohnendsten des Kurses!

Wenn Sie sich etwas Zeit nehmen, um sich mit neugieriger und gleichzeitig geduldiger Aufmerksamkeit den einzelnen Details dieser Übung zu widmen, werden Sie schon bald einige beglückende Erfolgserlebnisse ernten.

Ein paar interessante Details:
- Sind Ihnen Stellen aufgefallen, an denen eine Kreisbewegung eckig wurde?
- Vielleicht ist Ihnen auch aufgefallen, dass ein Kreis eher eine Ellipse oder ein Ei war oder eine unregelmäßige Form hatte.
- Wenn Sie eine Stelle entdecken, wo die Bewegung holpriger wird, so als ob Sand im Getriebe wäre, versuchen Sie diese nicht durch auch noch so kleine Anstrengung zu überwinden. Werden Sie hingegen an diesen Stellen noch feinfühliger. Manchmal, nicht immer, wird die Bewegung dann nach einer Weile auch dort geschmeidiger und klarer.

Wenn Ihnen die Bewegung des Beckens anfänglich noch schwer fällt, wenden Sie die Übung zunächst im Sitzen an:
12 Uhr: Hauptgewicht auf der Sitzfläche vor den Sitzbeinen (Hohlkreuz),
6 Uhr: Gewicht hinter den Sitzbeinen,
3 Uhr: Gewicht auf rechtem Sitzbein,
9 Uhr: Gewicht auf linkem Sitzbein.

Variationen:

- Führen Sie die gemeinsame Kreisbewegung beider Kugeln so langsam wie möglich aus. Finden Sie die langsamste mögliche Geschwindigkeit, bei der die Bewegung noch kontinuierlich bleibt und nicht stockt. Danach experimentieren Sie mit schnellen, schwungvollen Kreisen.
- Versuchen Sie einmal – das braucht etwas Übung – entgegengesetzt zu kreisen; z.B. Kopf im Uhrzeigersinn, Becken gegen den Uhrzeigersinn. Und danach wieder synchron. (Vermutlich ist die synchrone Bewegung danach deutlich geschmeidiger geworden als zuvor.)
- Lassen Sie die gemeinsamen Kreisbewegungen allmählich so klein werden, bis sie von außen kaum oder nicht mehr sichtbar sind, Sie jedoch die Beteiligung Ihrer ganzen Wirbelsäule noch spüren können. Auf diese Weise können Sie die Übung ab heute auch in verschiedenen Alltagssituationen im Stehen oder Sitzen anwenden.

Prüfen Sie zum Schluss einmal nach, ob Ihr Gang durch die Vorstellung der zwei schwingenden Kugeln beschwingter geworden ist.

Die innere Achtsamkeit:
Der klarste, ruhigste, fruchtbarste
und einsichtsvollste Zustand,
in dem wir uns beobachten können.

Ron Kurtz

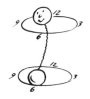

How can it be easier?

Was leicht ist, ist richtig,
was richtig ist, ist leicht.

Laotse

- Diese Übung wurde von Milton Trager,[12] einem bekannten amerikanischen Körpertherapeuten, besonders betont. Seine tägliche Fragestellung lautete:
Was ist leichter ...
... und freier ...
... und leichter noch als das?
Seine Beobachtung: »Ist die Erfahrung von Leichtigkeit und Mühelosigkeit erst einmal im Körpergedächtnis integriert, findet sie mehr und mehr ihren Platz in den alltäglichen Bewegungen.«
Klingt nicht schlecht – »Körpergedächtnis«, oder?

- Alltägliche und stereotype Gewohnheitsmuster finden sich üblicherweise in den folgenden fünf Bereichen:
  - Nahrung (Kochen, Essen/Trinken, Spülen, ...)
  - Bad und Toilette (Zähneputzen, Duschen, ...)
  - Fortbewegung (Treppen steigen, Türen öffnen, Bus besteigen, ...)
  - Berufliche Arbeit
  - Hobby
Vorschlag: Wählen Sie sich zunächst anhand dieser Liste eine spezifische Tätigkeit oder tägliche Geste aus, bei der es Ihnen relativ leicht fällt, sie mit einem Gefühl von Eleganz und Leichtigkeit zu verknüpfen.

- Erst wenn Ihnen dies gelungen ist und wenn Ihnen das *Lust auf mehr* gemacht hat, wählen Sie dann ganz absichtlich eine Tätigkeit aus, mit der Ihr Gehirn bisher noch kaum das Gefühl von Eleganz und Leichtigkeit verknüpft hat. (Bei der Betrachtung der fünf oben genannten Bereiche, fällt Ihnen dazu vielleicht das eine oder andere ein.) Gut möglich, dass vor allem diese zweite Anwendungs-übung Sie heute zu ein paar begeisternden Entdeckungen führen könnte, die Sie danach unbedingt einem befreundeten Mitmenschen erzählen oder sogar zeigen möchten.

- Falls Sie ein tägliches kurzes Fitness-Ritual haben (wie »Die 5 Tibeter«, den Yoga-Sonnengruß, Dehn- oder Gymnastikübungen etc.): Wenden Sie diese Übung unbedingt auch einmal hierauf an.

- Variation: Die kalifornischen Bewegungstherapeuten Emilie Conrad und Susan Harper[13] formulierten Milton Tragers Fragestellung um in »How can it be more pleasurable« – also: Wie kann es noch angenehmer, noch sinnlicher, lustvoller gehen? Vorteil: Während Mühelosigkeit und Energiesparen (weniger Kalorien verbrauchen) nicht bei allen Menschen eine hohe Motivationskraft besitzen, haben die meisten Körper einen »Riecher« dafür, was sich sinnlich angenehm anfühlt. Und was mit dem Lustzentrum verknüpft wird, das lernt das Gehirn besonders gerne und erinnert sich gerne auch in Zukunft daran.
Also: Probieren Sie einmal diese zweite Fragestellung ganz detailliert – bis in jede Zelle hinein – bei der nächsten alltäglichen Bewegung aus. Tipp: Manchmal ist es hierzu sinnvoll, den Ablauf zunächst etwas zu verlangsamen (und evtl. die Augen zu schließen), um die subtilen Details im Körper noch besser genießen zu können.

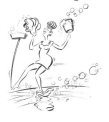

30

DER UNSICHTBARE TANZ

Hier also, zum Schluss dieses Kurses, eine Übung, die für viele zu ihrem Repertoire von Lieblingsübungen gehören wird, welche sie auch noch nach Abschluss des Kurses gelegentlich in ihren Alltag mit einfließen lassen werden.

Achten Sie einmal auf den Unterschied, der sich zeigt,
• wenn Sie Ihren Brustkorb nur als Ganzes bewegen, sozusagen als festen Block,
• oder wenn Sie auch Bewegungen, kleine Formveränderungen innerhalb des Brustkorbs zulassen.

Es wird Ihnen vermutlich aufgefallen sein, dass Sie in die gesteuerten, von außen dirigierten Bewegungen meist sofort, sozusagen in Sekundenschnelle, einsteigen können.
Für die spontanen, von innen kommenden Bewegungen, braucht es dagegen meist ein paar Minuten, bis Sie ein klares Gefühl dafür haben.

Die von innen kommenden, spontanen Bewegungen können nach einer Weile sehr faszinierend sein, da sie sich ständig in ihrer Qualität, ihrer Geschwindigkeit und im Ort ihres Entstehens verändern.

Manchmal kann es sich ergeben, dass man sich trotzdem beinahe *hypnotisch* in einem wiederkehrenden Bewegungszyklus verfängt, einem Bewegungsmuster von zwar angenehmer, jedoch stets gleichbleibender Qualität.
Um darin nicht *einzuschlafen*, sondern weiter neugierig zu forschen, können Sie am besten herausspringen, indem Sie ganz bewusst etwas daran verändern:
– entweder das Tempo (indem Sie z.B. noch langsamer werden),
– den Ort oder die Richtung

– oder die Größe der Bewegung (indem Sie damit deutlich wesentlich größer oder noch kleiner und differenzierter werden).

Ist Ihnen aufgefallen, dass die feinen Bewegungen des unsichtbaren Tanzes in Ihnen meist eine ganz andere innere Haltung, eine friedvollere und akzeptierendere Einstellung auslösen als das starre, festgefrorene Sitzen einer Statue?

Falls dieses Ihre letzte Karte ist: Gratulation zur erfolgreichen Absolvierung des Übungskurses. Sie können sich nun zu Recht den Titel eines *Soma-nauten* verleihen, also eines Menschen, der nicht wie ein Astronaut den äußeren Weltraum bereist hat, sondern der den menschlichen Körper von innen erforscht und darin – vielleicht – im Laufe der Zeit auch schon so etwas wie ein wohlig aufgerichtetes Zuhause-Gefühl entwickelt hat.

> *Tu Deinem Leib Gutes,*
> *damit Deine Seele Lust hat,*
> *darin zu wohnen.*
> Theresia von Avila

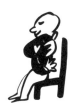

KÖRPERINTELLIGENZ UND STIMMUNGSMANAGEMENT

Dieses Spezial-Kapitel können Sie lesen, wann Sie wollen. Es ist also nicht nötig, es gelesen zu haben, bevor Sie mit den ersten Übungen anfangen.

Schon Charles Darwin hat bei Tier und Mensch beschrieben, dass Schwankungen in der Körperhaltung oft durch die Psyche verursacht werden. Das wüssten wir auch ohne ihn, zumal wir es immer wieder an uns selbst und unseren Mitmenschen erleben: Sind wir seelisch niedergeschlagen, gehen wir auch körperlich eher geknickt durch den Tag. Sind wir hingegen bester Laune, wird automatisch auch unsere Körperhaltung aufrechter und unser Gang beschwingter. Man muss auch kein studierter Psychologe sein, um an der Körperhaltung seiner engsten Mitmenschen Anzeichen für deren emotionale Stimmung zu erkennen. Denken Sie nur mal an den oder die – da fallen Ihnen doch sicherlich etliche Beispiele aus Ihrem Umfeld ein, oder?

Die umgekehrte Richtung – vom Körper auf die Psyche – war allerdings lange umstritten. Hier lautete die Frage: Kann es sein, dass eine rein äußerliche Veränderung unserer Körperhaltung auch zwangsläufig unser tiefstes Innenleben verändert? Nicht nur unter Laien, sondern auch unter akademischen Verhaltensforschern gab es hierzu unterschiedliche Meinungen. Darunter auch die Überzeugung, dass eine Veränderung der Körperhaltung nur dann von tieferem emotionalen Wert ist, wenn sie von dem gleichzeitigen Wunsch und der ehrlichen Bereitschaft begleitet ist, damit auch sein Innenleben zu verändern. Auf Deutsch: Rein äußerliche Veränderungen bringen nichts.

Nun, das haben Prof. Fritz Strack und seine Mitarbeiterin Sabine Steppner von der Universität Trier inzwischen überzeugend widerlegt. Hier deren trickreiche Untersuchung, die von der Deutschen Forschungsgemeinschaft unterstützt wurde und weltweite Beachtung fand: Hundert Personen wurden gebeten, gegen Bezahlung eine Art Kreativitätstest auf Papier auszufüllen. Dieser wurde überhaupt nicht angeschaut, sondern jeder einzelnen Versuchsperson wurde einzeln mitgeteilt, sie hätte ganz besonders gut abgeschnitten, und deshalb möge man doch – bitteschön – noch einen zweiten Fragebogen ausfüllen. Dieser zweite Fragebogen sei dafür da, mehr über die Persönlichkeit und das Selbstbild solcher überdurchschnittlich kreativen Menschen zu erfahren. Was die Teilnehmer wiederum nicht wussten: Während dieses zweiten Tests war die Hälfte von ihnen durch die Anordnung der Sitzmöbel eher zu einer gebückten Haltung genötigt, die zweite Hälfte dagegen eher zu einer aufrechten.

Resultat: Die gebückten Personen ließen sich von der »frohen Nachricht« kaum beeinflussen; sie zweifelten teilweise an der Richtigkeit des Testergebnisses oder meinten, sie hätten an diesem Tag einfach Glück gehabt. Hingegen war die »aufrechtere Hälfte« viel eher bereit, sich als besonders begabt wahrzunehmen und auch stolz darauf.

Inzwischen haben auch andere Studien zweifelsfrei bestätigt:[14] Wie wir uns wahrnehmen, hängt ganz wesentlich von unserer Körperhaltung ab. In gebeugter Haltung ist es schwer, ein Gefühl von überschwänglicher Freude oder gar Triumph zu empfinden; und umgekehrt, wenn man aufrecht und beschwingt durch den Raum geht, wird man kaum in eine tiefe Depression fallen können. Nicht nur die Neigung, uns selbst in einem positiveren Licht zu sehen, wächst in einer solchen Haltung; auch unsere Bereitschaft, in der Welt um uns herum das Positive zu erkennen, wächst dank einer aufgerichteteren Haltung signifikant. Und zwar – das finde ich als Psychologe wirklich beeindruckend – selbst wenn wir uns dieses Einflusses gar nicht bewusst sind.

Doch wie lassen sich diese Wechselwirkungen zwischen Körperhaltung und Psyche am besten bewusst und gezielt im Alltag nutzen? Versuchen Sie doch einmal per willkürlichem Beschluss – und möglichst ohne Ihre Körperhaltung und Atemqualität zu verändern – zehn Sekunden lang deprimiert zu sein und dann zehn Sekunden lang richtig euphorisch, dann zehn Sekunden rasend vor Wut und dann ekstatisch verzückt. Was, das können Sie nicht so auf Knopfdruck? Na ja, dann geht es Ihnen wie den meisten von uns. Es fällt uns leichter, per eigenem Knopfdruck unsere Körperhaltung und dadurch unsere Stimmung zu verändern, als den umgekehrten Weg zu gehen und nur über unsere emotionale Stimmung die äußere Körperhaltung zu korrigieren.

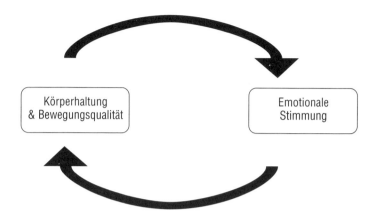

Unterbewusste Wirkungsebene:
Auch wenn wir uns dessen gar nicht bewusst sind, beeinflussen Körperhaltung und Bewegungsqualität unsere emotionale Stimmung. Umgekehrt wirkt unsere emotionale Stimmung in ungefähr ebenso großem Maße wiederum auf unseren Körperausdruck.

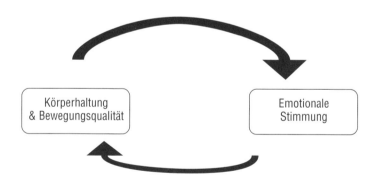

Ebene der bewussten Steuerbarkeit:
Es ist leichter, über absichtliche Veränderungen von Körperhaltung und Bewegung die innere Gefühlslage zu verändern, als per Knopfdruck die innere Stimmung zu verändern und allein dadurch auf den Körperausdruck einzuwirken.

Fazit: Nutzen Sie Ihre Körperintelligenz! Setzen Sie Ihren Körper ganz gezielt zum eigenen Stimmungsmanagement ein. Vielleicht sind Sie beruflich öfter in Situationen, in denen Ihr Erfolg davon abhängt, wie man Sie »als Mensch« von außen wahrnimmt. Oder Sie haben schon öfter bemerkt, wie Ihre emotionale Stimmung ganz direkt Ihre Arbeitsleistung oder auch Ihre Beziehungsintelligenz beeinflusst. Nun, dann haben Sie wahrscheinlich auch schon vor diesem Übungskurs eine paar Tricks und Hilfen gelernt, um Ihre Stimmung selbst zu verändern, wenn Sie dies für nötig oder sinnvoll halten.

Mein Vorschlag: Probieren Sie es ab jetzt einmal ganz gezielt über den Körper, speziell über eine aufrechte gelöste Körperhaltung und einen natürlich beschwingten Gang. Trainieren Sie Ihre Körperintelligenz mit diesem Übungskurs, achten Sie auf immer mehr Details in Verbindung mit den dargestellten Übungen. Je genauer Sie Ihren Körper auf diese Art kennen lernen und je mehr Sie sich in der Kunst üben, kleine körperliche Details zu verändern, umso eleganter und erfolgreicher können Sie dann bei Bedarf diese vielen kleinen Hebel zur gezielten Veränderung Ihres Erscheinungsbildes und zum eigenen Stimmungsmanagement einsetzen. Ob Sie es glauben oder nicht, es wirkt!

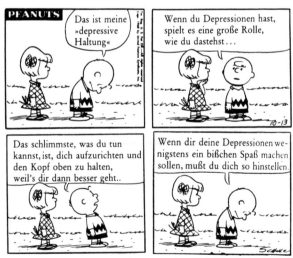

Copyright © 1960 United Feature Syndicate, Inc.

96

WEITERFÜHRENDE EMPFEHLUNGEN

Für viele Leser wird dieser Übungskurs ein erfrischender Anstoß sein, sich mit der eigenen Körperhaltung auf liebevolle Weise zu beschäftigen. Obwohl es nur ein Beginn ist, werden Sie alle hier gezeigten Übungen ein großes Stück weiterbringen. Denn: Wer einmal angefangen hat, sich dem eigenen Körper mit neugieriger Achtsamkeit zu widmen, wie er sie in diesem Übungskurs lernt, wird dabei auch weiterhin neue reizvolle Dimensionen entdecken.

Vermutlich haben Sie jetzt Geschmack daran bekommen, Ihren Körper und Ihre Körperhaltung als Ausdruck Ihrer potenziellen inneren Größe zu erforschen. Sicher wird Ihnen dieser Übungskurs für längere Zeit genügend Anregungen dazu geben, ständig neue Verbesserungen zu erzielen. Wenn Sie dann weiter Interesse haben, den begonnenen Weg durch gezielte persönliche Anleitungen zu unterstützen, kann ich Ihnen hierzu ganz besonders vier Methoden aus den modernen Körpertherapien empfehlen.

Diese vier Methoden führen den hier begonnenen Prozess weiter und bieten Ihnen die Möglichkeit, sich in intensiven Einzelsitzungen unter der individuellen Anleitung geschulter Körpertherapeuten mit Ihrer ganz spezifischen Struktur und Dynamik zu beschäftigen.

Alle vier Methoden haben erst in den letzten Jahren wissenschaftliche Anerkennung und allgemeine Bekanntheit zu erringen begonnen. Da sie unterschiedliche Vorgehensweisen und unterschiedliche Gewichtungen haben, möchte ich sie im Folgenden kurz beschreiben.

DIE ALEXANDER-TECHNIK

Frederick Mathias Alexander kann mit Recht als bahnbrechender Pionier der modernen westlichen Körpertherapien gesehen werden. Er war ein begabter australischer Schauspieler, der sich Anfang dieses Jahrhunderts einen Ruf als Shakespeare-Rezitator machte. Auf dem Höhepunkt seiner Karriere bekam er jedoch plötzlich erhebliche Stimmprobleme. Es konnte passieren, dass er auf der Bühne heiser wurde und manchmal sogar seine Stimme vollständig verlor. Sämtliche zu Hilfe gezogenen Ärzte und Stimmbildungsexperten konnten ihm nicht helfen.

Eines Tages, nachdem er eine Aufführung wegen eines plötzlichen Stimmverlusts hatte abbrechen müssen, beschloss er, sämtliche ihm verordnete Mundwasser und Pastillen in die Ecke zu werfen und die Angelegenheit selbst in die Hand zu nehmen. Seine Schlüsselidee: Er hatte bemerkt, dass er beim gewöhnlichen Sprechen selbst bei langen angeregten Gesprächen niemals heiser wurde, während dies auf der Bühne oft schon nach einer halben Stunde der Fall war. Seine Schwierigkeiten hatten also etwas mit der Art – dem *Wie* – des Sprechens zu tun.

Er begann nun, seinen Körper beim gewöhnlichen Sprechen und beim Rezitieren mit Hilfe mehrerer Spiegel detailliert zu studieren. Dabei stellte er fest, dass er beim Rezitieren unwillkürlich den Kehlkopf nach unten drückte, den Kopf nach hinten zog und seinen Nacken versteifte. Zu seiner Überraschung fand er zudem heraus, dass er dasselbe Verhalten auch beim gewöhnlichen Sprechen unwillkürlich anwandte, jedoch in viel geringerem Maße.

Als es ihm gelang, diese unnötigen körperlichen Anstrengungen wegzulassen – was zunächst gar nicht so einfach war –, konnte er mit großer Stimmresonanz sprechen, ohne dabei heiser zu werden. Weiterhin beobachtete er, dass dieses subtile Wechselspiel zwischen Kopf, Hals und Rumpf auch seine restliche Körperhaltung enorm beeinflusste und dass sich auch etliche andere körperliche Leiden, die er bis dahin gehabt hatte, binnen kurzer Zeit von alleine auflösten.

Er begann, diese verblüffende Entdeckung systematisch zu erforschen, sie in eine praktische pädagogische Methode umzuwandeln und diese an vielen anderen Menschen anzuwenden. Zunächst behandelte er vorwiegend andere Schauspieler in Australien. Doch dann begann er von London und New York aus seine Methode mit großem Erfolg zu verbreiten. George Bernhard Shaw und Aldous Huxley waren zwei seiner prominenten Anhänger und trugen selbst viel zur Anerkennung dieser Methode bei.

F. M. Alexander begründete mit seiner Methode einen Ausgangspunkt, an dem sich etliche spätere Körpertherapeuten orientierten. Es gelang ihm auf überzeugende Weise, zahlreiche funktionelle und strukturelle körperliche Probleme durch das Einüben eines *körpergerechten Körpergebrauchs* zu verbessern, und er prägte den Satz:

DER GEBRAUCH BESTIMMT DIE FUNKTION

Wie wir unseren Körper im alltäglichen Leben von Augenblick zu Augenblick einsetzen, bestimmt, wie gut er funktioniert. F. M. Alexander ging dabei immer von einer Einheit von Körper und Geist aus. Deshalb nannte er sein erstes Buch auch *Der Gebrauch des Selbst*.

Eine typische Alexander-Sitzung besteht vorwiegend aus dem Erlernen des richtigen Aufstehens und Hinsetzens sowie aus subtilen Körperveränderungen und -bewegungen im Liegen, die eher durch ein gedankliches Wünschen als durch ein Machen ausgelöst werden. Der Alexander-Lehrer lenkt hierbei den Schüler durch gesprochene Anleitungen und sanfte Berührungen. Eine solche Sitzung dauert 30 bis 40 Minuten und eine erfolgreiche Behandlungsserie besteht meist aus 25 bis 30 Sitzungen. Ein bis zwei Sitzungen pro Woche werden empfohlen. Wie alle anderen hier beschriebenen Methoden kann die *Alexander-Technik* auf Erfolge bei einer unübersehbaren Vielzahl körperlicher und seelischer Probleme verweisen: Atembeschwerden bis zu Tennisellbogen, Depressionen bis zu Kopfschmerzen können durch sie positiv beeinflusst werden. Doch die ganz spe-

zifische Stärke der *Alexander-Technik* liegt sicherlich im bewussten Erlernen einer gelösten aufrechten Haltung des Kopfes sowie – damit zusammenhängend – des Rumpfes.
Auf der ganzen Welt nutzen vor allem Schauspieler, Tänzer und Musiker die *Alexander-Technik*.
In diesem Übungskurs wird die *Alexander-Technik* am stärksten durch die Karten 17 und 18 repräsentiert.

Literaturempfehlungen:

Wilfried Barlow
Die Alexander-Technik
Gesundheit und Lebensqualität durch richtigen Gebrauch des Körpers, München 1984.

Michael Gelb
Körperdynamik
Eine Einführung in die Alexander-Technik, Berlin 1986.

Chris Stevens
Alexander Technik
Ein Weg zum besseren Umgang mit sich selbst, Basel 1989.

Kontaktadressen:

Gesellschaft der Lehrer/innen der F.M. Alexander-Technik e.V.
Postfach 5312
D-79020 Freiburg,
Tel./Fax 0761/38 33 57
glat-freiburg@t-online.de

Schweizerischer Verband der Lehrer der Alexander Technik
Postfach, CH-8032 Zürich
Telefon 00 41-13 83 13 46

ROLFING

Dr. Ida Rolf war eine amerikanische Biochemikerin, die sich in den zwanziger Jahren mit der Erforschung des menschlichen Bindegewebes beschäftigte. Daneben suchte sie jahrelang nach einem Weg zur Heilung eigener körperlicher Beschwerden, die damals als Rückgratverkrümmung diagnostiziert wurden, sowie mehrerer körperlicher Beschwerden ihres Sohnes. Hierzu reiste sie zu etlichen Spezialisten in den USA und der Schweiz, lebte einige Zeit in Ägypten und beschäftigte sich eingehend mit Yoga. So gewann sie mancherlei nützliche Einsichten, doch die grundlegenden körperlichen Probleme in ihrer Familie wurden dadurch nicht behoben.

Schließlich begann sie eines Tages selbst *Hand anzulegen*. Als eine befreundete Klavierlehrerin darüber klagte, dass sie wegen chronischer Schmerzen im Arm ihren Beruf nicht mehr ausüben könne, bot Frau Rolf ihr an, sie kostenlos zu behandeln. Als Gegenleistung für eine erfolgreiche Behandlung sollte sie ihrem Sohn Klavierunterricht geben. Ähnlich wie F. M. Alexander hatte Ida Rolf eine Schlüsselidee: Aufgrund ihrer biochemischen Studien wusste sie, dass unser Bindegewebe plastisch, also formbar, veränderbar ist. Vor allem die so genannten Faszien, die unsere Muskeln umhüllen und deren räumliche Anordnung bestimmen, reagieren auf chronische und akute Druckeinwirkungen von außen. Sie begann daher, das Bindegewebe durch gezielten Druck zu bearbeiten, um die Muskeln, Faszien und Knochen wieder in die *richtige* Position zu verschieben. Dabei arbeitete sie mit ihren Fingern, Knöcheln und sogar gelegentlich mit dem Ellbogen. Teilweise benutzte sie erheblichen Druck und oft unterstützte sie die Arbeit durch aktive Bewegungen des Körpers.

Tatsächlich gelang es ihr, die Lage der einzelnen Muskelgruppen allmählich zu verändern und dadurch ein körpergerechteres Gelenkspiel zu ermöglichen. Nach wenigen Behandlungen konnte die Klavierlehrerin wieder unterrichten und Frau Rolf wandte sich nun mit derselben *handgreiflichen* Methode den eigenen familiären Körperproblemen zu.

Im Laufe der folgenden 40 Jahre verfeinerte sie ihre Methode, behandelte unzählige Menschen auf der ganzen Welt und bildete zahlreiche Schüler aus, die ihre Arbeit heute mit großem Erfolg praktizieren und ständig weiterentwickeln.

Das grundlegende Prinzip ihrer Methode: Die räumliche Position der einzelnen Knochen sowie der Körpersegmente wird durch die Spannungsverhältnisse im Bindegewebsnetzwerk bestimmt. Zum anderen betonte Ida Rolf immer wieder die Bedeutung der Schwerkraft. Einem Rolfer geht es darum, die Körperstruktur ins Lot zu bringen, sodass die Schwerkraft – als der eigentliche Therapeut – ordnend und heilend auf den Körper wirken kann.

Ida Rolf selbst nannte ihre Methode *Strukturelle Integration*. Doch bereits zu ihren Lebzeiten setzte sich der Name *Rolfing*[15] gegen ihren anfänglichen Widerstand durch.

Ida Rolf ging von dem Leitsatz aus:

DIE STRUKTUR BESTIMMT DIE FUNKTION.

Ein Mensch, dessen Körperbau ausbalanciert ist, wird sich anders bewegen als einer, dessen Körper durch chronische Gewebeverkürzungen und -verklebungen eingeschränkt und aus dem Lot geraten ist.

Wegen der besonderen Bedeutung der Schwerkraft betont das *Rolfing* in auffallendem Maße die Arbeit an Füßen, Beinen und Becken.

Rolfing findet meist in einer Grundserie von zehn Sitzungen von je ein bis anderthalb Stunden statt, bei durchschnittlich einer Sitzung pro Woche. Äußerlich sieht das *Rolfing* wie eine sehr tiefe Bindegewebsmassage aus, wobei der Klient oft mit aktiven kleinen Gelenksbewegungen sowie seinem Atem die Arbeit von innen unterstützt.

Mehrmals im Laufe der Behandlung wird der Körper des Klienten fotografiert, um die strukturellen Veränderungen zu dokumentieren. Häufig bekommt der Klient auch gezielte Bewegungsaufgaben oder Aufmerksamkeitsübungen mit nach Hause. In diesem Kurs entsprechen die Karten 3, 5 und 6 solchen Übungen.

Eine spezifische Stärke des *Rolfing* liegt darin, dass man meist schon nach wenigen Sitzungen deutliche Veränderungen sieht und spürt. So ist es auch für Personen geeignet, deren Körpergefühl noch nicht so differenziert ist, um die kleinen, behutsamen Impulse wertschätzen zu können, mit denen etwa bei der *Alexander-Technik* oder der *Feldenkrais-Methode* gearbeitet wird. Der Rolfer kann seinen Arbeitsstil mit einem extrem großen Variationsbereich auf die Empfänglichkeit des Klienten einstellen: von äußerst kräftig bis äußerst subtil.

Besonders erfolgreich ist das *Rolfing* bei Menschen, die eigentlich innerlich schon zu einer aufrechteren und gelösteren Körperhaltung bereit sind, sich jedoch körperlich noch in einer veralteten engen *Haut* gefangen fühlen.

Literaturempfehlungen:

Peter Schwind
Alles im Lot
Körperliches und seelisches Gleichgewicht durch Rolfing, München 2001.

Ida Rolf
Rolfing – Strukturelle Integration
Wandel und Gleichgewicht der Körperstruktur, München 1989.

Kontaktadressen:

European Rolfing Association e.V.
Kapuzinerstraße 25
D-80337 München
Telefon 089/54 37 09 40, Fax 089-54 37 09 42
www.rolfing.de
rolfingeurope@compuserve.com

Rolfing Kontaktbüro Österreich
c/o Christopher Veeck
Neuwaldegger Straße 27/2/4
A-1170 Wien
Tel. 0043-1-4 89 94 06
www.rolfingvienna.com
Christopher.Veeck@bigfoot.com

Rolfing Kontaktbüro Schweiz
c/o Marlene Sonderegger
Winterthurer Strasse 511
CH 8051 Zürich
Tel./Fax 0041-1-3 22 94 55
106351.434@compuserve.com

DIE FELDENKRAIS-METHODE

Der israelische Physiker Moshe Feldenkrais hatte ein bewegtes Leben hinter sich, bevor er seine Methode entwickelte. Mit Juliot-Curie führte er die Vorbereitungen zur ersten Kernspaltung in Frankreich durch, daneben gründete er den ersten europäischen Judoclub (er selbst hatte einen Schwarzgurt im Judo), im Krieg arbeitete er für die britische Spionageaufklärung und danach leitete er die Elektroabteilung des israelischen Verteidigungsministeriums.

Beim Fußballspielen hatte er sich ein Knie verletzt und die Ärzte gaben ihm wenig Hoffnung, dass er es jemals wieder gebrauchen werde können. Als er eines Tages auf seinem *guten* Bein die Straße entlanghüpfte, rutschte er auf einem Ölfleck aus.»Ich spürte, wie mein Knie sich beinah ausrenkte, aber zuletzt glitt es in seine Lage zurück und ich hüpfte nach Hause. Ich hatte zwei Treppen zu steigen und war froh, als ich mich endlich hinlegen konnte. Ich spürte, wie mein gutes Bein allmählich steif wurde und mit Synovial-Flüssigkeit anschwoll... und dachte bei mir, dass ich wahrscheinlich bald überhaupt nicht mehr würde aufrecht stehen können, sondern das Bett hüten müsste. Schweren Herzens schlief ich ein.

Als ich erwachte, versuchte ich, ohne Hilfe das Badezimmer zu erreichen. Ich war nicht wenig verblüfft, dass ich plötzlich auf dem Fuß stehen konnte, den ich seit dem ersten Unfall nicht mehr hatte benutzen können. Irgendwie hatte das Trauma des bisher guten Knies das verletzte Bein brauchbarer gemacht. Wäre es schon früher so gut gewesen wie jetzt, hätte ich niemals hüpfen müssen. Ich glaubte, den Verstand verloren zu haben. Wie konnte ein Bein, dessen Knie mich mehrere Monate lang gehindert hatte, darauf zu stehen, plötzlich brauchbar und beinahe schmerzfrei werden? ...Von einer so wunderbaren Veränderung in einem verletzten Knie, dessen physische, anatomische Anomalien in den Röntgenbildern deutlich zu sehen waren, hatte ich nie gehört. Kalter Schweiß überzog mein Gesicht und ich wusste nicht, ob ich wachte oder träumte.« So schildert er selbst dieses Erlebnis.[16]

Als er daraufhin mehrere neuromedizinische Lehrbücher las, fand er seine Vermutung bestätigt, dass unser Gehirn oder, allgemeiner gesagt, unser Nervensystem in der Lage ist, deutliche funktionelle körperliche Veränderungen auszulösen. Angeregt durch diese Erkenntnis begann er, sein Wissen auf anatomischem, neurologischem und anthropologischem Gebiet zu vertiefen und eine darauf aufbauende praktische Methode zur *Erziehung des Gehirns* zu entwickeln.

Diese Methode gibt es heute in zwei Formen: Als Gruppenunterrichtslektionen unter der Bezeichnung *Bewusstheit durch Bewegung,* in denen mit subtilen Bewegungskombinationen experimentiert wird, ähnlich den Karten 11, 12 und 28 in diesem Übungskurs, sowie der Audio-Lektion auf der beiliegenden CD.

Die zweite Form der *Feldenkrais-Methode,*[17] die Einzelarbeit, wird *Funktionale Integration* genannt. Im Unterschied zum Rolfing *(Strukturelle Integration)* – und in Anlehnung bzw. Weiterführung der *Alexander-Technik* – betont die *Feldenkrais-Methode* den Leitsatz:

DIE FUNKTION BESTIMMT DIE STRUKTUR.

In den Einzelsitzungen werden dem Körper – bzw. dem Gehirn – auf angenehme Art durch meist passive subtile Bewegungen neue Möglichkeiten der Haltung und Bewegung gezeigt. Dies geschieht meist im Liegen, da hier das Nervensystem weniger gefordert und so offener für neue Informationen ist.

Es gibt mindestens 30 verschiedene Positionen, in denen gearbeitet wird, und die Be-*Hand*-lung wird immer als angenehm und entspannend erlebt. Das Lernen des Zentralnervensystems findet hierbei oft unbewusst statt. Ein bewusstes Verständnis der einzelnen Lernschritte kann zwar förderlich sein; ist jedoch nicht unbedingt notwendig.

Die Einzelsitzungen dauern zwischen 30 und 60 Minuten. Die Anzahl der Sitzungen ist individuell unterschiedlich.

Mit der *Feldenkrais-Methode* wurden geradezu spektakuläre Erfolge bei neurologischen Störungen wie etwa bei spastischen Kindern, Multipler Sklerose oder Schlaganfallpatienten erzielt. Hierin liegt auch sicher eine große Stärke dieser spezifischen Methode.

So ist auch zu erklären, dass diese Methode in den letzten Jahren eine auffallende Verbreitung und Anerkennung unter Krankengymnasten gefunden hat. Trotzdem ist die *Feldenkrais-Methode* – wie übrigens auch alle anderen hier vorgestellten Methoden – kein medizinisches Heilverfahren, sondern eher eine Methode zur Gesundheitserziehung.

Literaturempfehlungen:

Moshe Feldenkrais
Bewusstheit durch Bewegung
(Der aufrechte Gang), Frankfurt 1978

Moshe Feldenkrais
Der Weg zum reifen Selbst,
(Hrsg. v. R. Schleip), Paderborn 1994

Kontaktadressen:

Die Feldenkrais Gilde e.V.
Schleissheimer Straße 74
D-80797 München
Tel. 089/52310171, Fax 089-52310172
Gilde@Feldenkrais.de
www.Feldenkrais.de

Feldenkrais Verband Österreich
c/o Schmidt GmbH
Rennweg 11
A-1030 Wien
Tel./Fax 0043-1-9846653

Schweizerischer Feldenkrais-Verband
Butzenstrasse 26
CH-8910 Affoltern a.A.
Tel./Fax 0041-1-7 61 84 95
areimann@active.ch

DIE HAKOMI-METHODE

Die *Hakomi-Methode* ist keine Körpertherapie im engeren Sinn, sondern eine körperorientierte Psychotherapie. Sie wurde von dem noch lebenden amerikanischen Psychotherapeuten Ron Kurtz und dessen Schülern entwickelt.

Die drei wesentlichsten Wurzeln dieser Therapie liegen
• in den modernen Körpertherapien,
• in der geistigen Grundhaltung des Buddhismus und Taoismus,
• in der allgemeinen Systemtheorie.

Ihre wesentlichsten Prinzipien sind:
• Innere Achtsamkeit (bzw. eine erhöhte, nach innen gerichtete Aufmerksamkeit für mentale körperliche Vorgänge),
• Gewaltlosigkeit (bzw. ein tiefes Vertrauen in die selbstregulativen Heilkräfte des Klienten),
• das Prinzip der Einheit von Körper/Geist sowie ein holistisches, nicht fragmentiertes Weltbild.

Eine offizielle Selbstdarstellung beschreibt die Vorgehensweise dieser Methode so:
»Hakomi verwendet... die Informationen, die wir durch die Struktur unseres Körpers, durch chronische Verspannungen durch Bewegungen, Gefühle und Impulse bekommen, um tief verborgene Überzeugungen ins Bewusstsein zu heben. Diese früh erworbenen Einstellungen uns selbst und anderen gegenüber bestimmen heute die Qualität unserer Erfahrungen. Mittels gegenwartsorientierter Selbstaufmerksamkeit beleuchten wir die Grundüberzeugungen und der frühen Erlebnisse, in denen sie geformt wurden, und in einer Atmosphäre von Achtsamkeit, Sicherheit und Vertrauen in unsere innere Weisheit wird Neubewerten der zentralen Anschauungen, die uns einengen, möglich. Wir bekommen Raum für neue Erfahrungen und Wachstum.«[18]

Das therapeutische Vorgehen ist bei Hakomi sanft und präzise. Körperbewusstsein wird betont, davon ausgehend, dass sich im Körper das Unbewusste ausdrückt und somit über den Körper zugänglich wird.

Der Grundsatz der *Hakomi-Methode* lautet:

DIE MENTALE GRUNDEINSTELLUNG BESTIMMT DIE KÖRPERLICHE FUNKTION UND STRUKTUR.

Der Name Hakomi hat übrigens eine interessante Bedeutung und Geschichte. Als die Gruppe der Therapeuten um Ron Kurtz im Jahre 1980 nach einem Namen für ihr neues Institut und ihre therapeutische Methode suchte, hatte einer von ihnen einen bedeutungsvollen Traum. Darin sah er das Wort Hakomi auf einem Briefbogen. Weder Ron Kurtz noch sonst jemand in der Gruppe konnte mit dem Namen zunächst etwas anfangen. Doch dann fanden sie heraus, dass es ein Wort aus der Sprache der Hopi-Indianer ist. Es heißt sowohl »Wer bist du?« als auch »Der, der du bist«. Es gab jedoch auch eine noch ältere Bedeutung des Wortes; und die versetzte die Begründer der Methode in höchstes Erstaunen, da sie den Kern ihrer Arbeit vorzüglich traf: »Wie stehst du in Beziehung zu diesen vielen Welten?« Welten in uns und um uns herum. Oder anders ausgedrückt: Welche Haltung nimmst du gegenüber den vielen Aspekten des Lebens ein?

Ron Kurtz beschreibt das Ziel der *Hakomi-Methode* so: »Die Reise geht vom *Wer bin ich* zum *Der bin ich*. Am Ende dieser Reise bist du ganz und im Besitz einer Vision. Du kennst deine Bedürfnisse und deine Richtung. Du kannst sagen: ›Das will ich, und das will ich nicht.‹ Du hast Konflikte aufgelöst, in denen ein Teil von dir etwas wollte, während der andere Teil sich sträubte.«

In unserem Zusammenhang eignet sich die *Hakomi-Methode* vor allem für Menschen, deren schlechte Körperhaltung weniger mit spezifischen strukturellen Problemen oder Gewebeverkürzungen zu tun hat als vielmehr mit bestimmten emotionalen Grundeinstellungen.

Die Hakomi-Methode gibt es als Gruppenerfahrung sowie als kurz- und längerfristige Einzeltherapie.
In diesem Übungskurs geben die Karten 7 und 24 den Ansatz der *Hakomi-Methode* wieder.

Literaturempfehlungen:

Halko Weiss/Dyrian Benz,
Auf den Körper hören
Hakomi-Psychotherapie – Eine praktische Einführung,
München 1987.

Ron Kurtz/Hector Prestera
Botschaften des Körpers;
Bodyreading – ein illustrierter Leitfaden, München 1986

Kontaktadresse:

Hakomi-Institute of Europe
Friedrich-Ebert-Anlage 9
D-69117 Heidelberg
Tel. 06221-16 65 60, Fax 0 62 21-16 66 09
www.hakomi.de
hakomiEur@aol.com

ZUSAMMENFASSUNG

Die Botschaft der geschilderten Methoden dieses Übungskurses lautet also:

- Ihr Körper ist kein festes Ding.

- Er ist ein formbarer Prozess.

- Veränderung ist jederzeit möglich.

- Es liegt an Ihnen, Ihrem Körper zu der Ausdrucksform zu verhelfen, die Ihnen am besten entspricht.

ANMERKUNGEN

1 Und zwar aus folgendem Grund: Bei den meisten Menschen geht der Verlust der aufrechten Körperhaltung mit einer Verlagerung von Kopf und Hals nach vorne einher. Die umgekehrte Abweichung (Kopf balanciert im Stehen hinter dem mittleren Brustkorb) ist in unseren Breitengraden extrem selten. Bei den anderen Körpersegmenten sind hingegen die Abweichungsrichtungen sehr unterschiedlich (Hohlkreuz, Flachrücken, X-Beine, O-Beine etc.), sodass es sehr gewagt wäre, ohne eine persönliche Diagnose allgemein gültige Ratschläge und Übungen zu geben.

2 Diese Untersuchungs-Ergebnisse des Oak Ridge Laboratory in Kalifornien sind zitiert in: Margulis, L./Sagan, D., What is Life, 1995 und Chopra D, Perfect Health, 1991

3 Speziell auf den Motorcortex und das supplementäre motorische Areal.

4 Es handelt sich dabei um vier klitzekleine Muskeln, welche die obersten zwei Halswirbel und die Schädelbasis miteinander verbinden. Jeder dieser maximal kleinfingergroßen Muskeln hat eine größere Dichte an Spindel-Rezeptoren (intelligenten Spannungs-Fühlern) als alle anderen Muskeln im Körper. Mehr noch: Es gibt kein anderes Gewebe im gesamten Tierreich auf diesem Planeten mit einer ähnlich hohen »Intelligenz« bzw. Rezeptoren-Dichte! Ganz sicher hat dies etwas mit unserer aufrechten Haltung als Mensch zu tun, sowie – hoffentlich – unserer Fähigkeit zur körperlich-geistigen Beweglichkeit bzw. Horizonterweiterung.

5 Fachkollegen und andere Interessierte finden detaillierte Infos bei Richardson C, et al, Therapeutic Exercise for Spinal Segmental Stabilization (www.edge-pac.com.au) und Diane Lee, The Pelvic Girdle (www.deltaortho.com)

6 Siehe Fußnote 4

7 Gibt's z.B. bei Tilia GmbH (Tel. 0180-1886644 in Deutschland) sowie in einigen Sanitäts-Geschäften.

8 Ein übereifriger Selbstkorrektur-Versuch besteht manchmal darin, beim Gehen darauf zu achten, die Füße parallel zueinander aufzusetzen. Wenn Sie jedoch zu jenen Menschen gehören, bei denen die Knie- und Fußachsen nicht identisch verlaufen, so verursacht ein solcher Laufstil unter Umständen eine ungünstige Innenrotation der Knie im Gehen. Also: Achten Sie lieber auf die gerade nach vorne schwingenden Knie, selbst wenn Ihre Fußspuren am Strand dann nicht exakt parallel zueinander zeigen.

9 Siehe hierzu: H.G. Brecklinghaus, Die Menschen sind erwacht, du hast sie aufgerichtet – Körperstruktur und Menschenbild in der Kunst des alten Ägypten und heute, Freiburg 1997.

10 Neurologisch besteht eine sehr enge funktionelle Kopplung zwischen der Augenmuskulatur und den kurzen Nackenmuskeln am Hinterhaupt. Die motorischen Steuerungszentren dieser beiden Gebiete liegen im Gehirn direkt nebeneinander und beeinflussen sich ständig und intensiv.

11 Laut einer sportmedizinischen Studie halbiert sich allein durch diese kleine Umstellung die Häufigkeit von Rückenbeschwerden bei Radfahrern.

12 Info über die Trager Methode unter Tel. (0221) 974 30 39 oder www.trager.de.

13 Das sind die Begründer der so genannten Continuum Methode, die dieser Frage auf der Ebene von Bewegung, Atem und Stimme mit z.T. bahnbrechenden Ergebnissen nachgeht. Info über Continuum Movement unter 089-396720 und www.continuummovement.com

14 Für Fachleute: siehe Journal of Personality and Social Psychology, Vol. 64, S. 211–230; und Vol.54, S. 768–777.

15 Rolfing ist eine rechtlich geschützte Dienstleistungsbezeichnung.

16 Zitat aus M. Feldenkrais, Die Entdeckung des Selbstverständlichen, Frankfurt a. Main 1985, S. 77/78.

17 Feldenkrais ist eine rechtlich geschützte Dienstleistungsbezeichnung.

18 Aus einem Prospekt des Hakomi-Institut Heidelberg.

19 Erst vor kurzem von mir entdeckt, dafür aber erstklassig gut: Locker sein macht stark – Wie wir durch Vorstellungskraft beweglicher werden (Kösel Verlag 1998) und andere Bücher von Eric Franklin gehen sehr ähnlich vor, wie die Übungskarten in diesem Kurs. Eric gibt auch sehr empfehlenswerte Kurse und leitet ein Institut für Imaginative Bewegungspädagogik in der Schweiz: Tel. 0041-1-9701966, Fax 0041-1-9701967, e-mail ericfranklin@bluewin.ch.

ZUM AUTOR

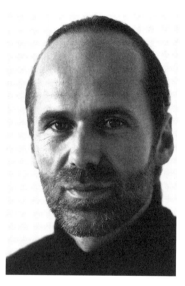

Robert Schleip, Diplompsychologe und Heilpraktiker, gilt als einer der führenden Körpertherapeuten. 1978 wurde er als erster deutscher Certified Rolfer anerkannt, seit 1987 zusätzlich als Feldenkrais Practitioner. Er unterrichtet regelmäßig als Lehrer am internationalen Rolf Institute und der European Rolfing Association, sowie in der internationalen Feldenkrais Ausbildung. Langjährige Erfahrungen und Fortbildungen in anderen Methoden, wie der Alexander-Technik und der Hakomi-Methode, runden seinen breiten Hintergrund ab. Seit zwanzig Jahren leitet er körperorientierte Gruppen in namenhaften Therapiezentren rund um die Welt.

Robert Schleip, Dipl.Psych.
Georgenstraße 22
D-80799 München
Tel.: 089/34 60 16
Fax: 089/33 79 27
E-mail: schleip@somatics.de
Website: www.somatics.de

Eine aufrichtige Verbeugung

Für all diejenigen, die wissentlich oder unwissentlich, absichtlich oder unabsichtlich mit ihren Anregungen und Ideen diesen Übungskurs beeinflusst haben:

Mathias Alexander, Ruthy Alon, Chetan Bosak, Hans Georg Brecklinghaus, Remy Charlip, Emilie Conrad, Moshe Feldenkrais, Hans Flury, Susan Harper, Ron Kurtz, Peter Melchior, Divo Müller, Myriam Pfeffer, Judith Roberts, Ida P. Rolf, Peter Schwind, Jan Sultan, Wolf Wagner, Halko Weiss, Barkha Wolf, Silvia Wolkersdorfer und Gaby Yaron.[19]

Dank auch an den Grafiker Michael Wirth für die Illustrationen der Karten 1, 3, 8, 15, 23, 27 und 29 und an Paul Degen für alle anderen Illustrationen.

Eure Anregungen haben wesentlich dazu beigetragen, dass dieser Kurs so bezaubernd einfach und gleichzeitig präzise und wirkungsvoll werden konnte.

Herzlichen Dank.

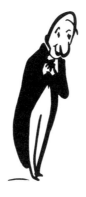

ERLEBNIS-
TAGEBUCH

IHR PERSÖNLICHES ERLEBNIS-TAGEBUCH – EIN SPANNENDER BEGLEITER

- Wählen Sie pro Tag eine Karte.

- Unter **Spontane Erlebnisse** notieren Sie, was Sie in den ersten zwei bis drei Minuten des Übens mit der Karte an körperlichen oder gefühlsmäßigen Reaktionen beobachten können. Erst danach lesen Sie die zusätzlichen Bemerkungen zu dieser Übungskarte im Hauptteil des Buches.

- Unter **Vertiefende Beobachtungen** notieren Sie all diejenigen Erlebnisse, die Sie nach Lektüre und Anwendung der Zusatzbemerkungen bei sich wahrnehmen können.

- **Auswirkungen während des Tages:** Hier tragen Sie ein, wenn Sie nachträglich interessante Auswirkungen dieser Übungskarte im Alltag bemerkt haben. Diese Eintragung kann natürlich auch am nächsten Tag als Rückblick – und kurz vor Anwendung einer neuen Karte – erfolgen.

TRAINIEREN SIE IHRE KÖRPERINTELLIGENZ!

Halten Sie auch solche Empfindungen fest,
die zunächst noch vage oder unspektakulär erscheinen.
Mit etwas Übung wird es Ihnen dann zunehmend leichter fallen,
immer genauere und aufregendere Veränderungen
in Ihrem Körper und Leben zu entdecken.

Nutzen Sie diese täglichen Tagebuch-Notizen
zur Steigerung Ihrer Körper-Wahrnehmung.

Übungskarte 1:   **S P R I N G B R U N N E N - B A L L**

Tag/Datum: _____

Spontane Erlebnisse: _____

_____

_____

Vertiefende Beobachtungen: _____
nach Lektüre der Bemerkungen auf Seite 34

_____

_____

Auswirkungen während des Tages: _____

Übungskarte 2:   **D E R   A K R O B A T**

Tag/Datum: _____

Spontane Erlebnisse: _____

_____

_____

Vertiefende Beobachtungen: _____
nach Lektüre der Bemerkungen auf Seite 36

_____

_____

Auswirkungen während des Tages: _____

Übungskarte 3:   DIE KUNST DES SITZENS

Tag/Datum: _____

Spontane Erlebnisse: _____

_____

_____

Vertiefende Beobachtungen: _____
nach Lektüre der Bemerkungen auf Seite 38

_____

_____

Auswirkungen während des Tages: _____

Übungskarte 4:   LUFTBALLON UND LODENMANTEL

Tag/Datum: _____

Spontane Erlebnisse: _____

_____

_____

Vertiefende Beobachtungen: _____
nach Lektüre der Bemerkungen auf Seite 40

_____

_____

Auswirkungen während des Tages: _____

Übungskarte 5:　DIE ENTSPANNTE SCHULTER

Tag/Datum:＿＿＿＿＿＿＿＿＿＿＿＿＿＿＿＿＿＿＿

Spontane Erlebnisse:＿＿＿＿＿＿＿＿＿＿＿＿＿＿＿

＿＿＿＿＿＿＿＿＿＿＿＿＿＿＿＿＿＿＿＿＿＿＿＿＿

＿＿＿＿＿＿＿＿＿＿＿＿＿＿＿＿＿＿＿＿＿＿＿＿＿

Vertiefende Beobachtungen:＿＿＿＿＿＿＿＿＿＿＿＿
nach Lektüre der Bemerkungen auf Seite 41

＿＿＿＿＿＿＿＿＿＿＿＿＿＿＿＿＿＿＿＿＿＿＿＿＿

＿＿＿＿＿＿＿＿＿＿＿＿＿＿＿＿＿＿＿＿＿＿＿＿＿

Auswirkungen während des Tages:＿＿＿＿＿＿＿＿＿

Übungskarte 6:　SPRINGBRUNNEN-MENSCH

Tag/Datum:＿＿＿＿＿＿＿＿＿＿＿＿＿＿＿＿＿＿＿

Spontane Erlebnisse:＿＿＿＿＿＿＿＿＿＿＿＿＿＿＿

＿＿＿＿＿＿＿＿＿＿＿＿＿＿＿＿＿＿＿＿＿＿＿＿＿

＿＿＿＿＿＿＿＿＿＿＿＿＿＿＿＿＿＿＿＿＿＿＿＿＿

Vertiefende Beobachtungen:＿＿＿＿＿＿＿＿＿＿＿＿
nach Lektüre der Bemerkungen auf Seite 43

＿＿＿＿＿＿＿＿＿＿＿＿＿＿＿＿＿＿＿＿＿＿＿＿＿

＿＿＿＿＿＿＿＿＿＿＿＿＿＿＿＿＿＿＿＿＿＿＿＿＿

Auswirkungen während des Tages:＿＿＿＿＿＿＿＿＿

Übungskarte 7: BETTLER UND KÖNIG

Tag/Datum: _____

Spontane Erlebnisse: _____

_____

_____

Vertiefende Beobachtungen: _____
nach Lektüre der Bemerkungen auf Seite 45

_____

_____

Auswirkungen während des Tages: _____

Übungskarte 8: BECKEN-SCHAUKEL

Tag/Datum: _____

Spontane Erlebnisse: _____

_____

_____

Vertiefende Beobachtungen: _____
nach Lektüre der Bemerkungen auf Seite 47

_____

_____

Auswirkungen während des Tages: _____

Übungskarte 9: DAS MAGISCHE GELENK

Tag/Datum: _____

Spontane Erlebnisse: _____

_____

_____

Vertiefende Beobachtungen: _____
nach Lektüre der Bemerkungen auf Seite 50

_____

_____

Auswirkungen während des Tages: _____

Übungskarte 10: PFLANZENKRÄFTE

Tag/Datum: _____

Spontane Erlebnisse: _____

_____

_____

Vertiefende Beobachtungen: _____
nach Lektüre der Bemerkungen auf Seite 52

_____

_____

Auswirkungen während des Tages: _____

Übungskarte 11: **ZEITLUPEN-TANGO**

Tag/Datum: _____

Spontane Erlebnisse: _____

_____

_____

Vertiefende Beobachtungen: _____
nach Lektüre der Bemerkungen auf Seite 54

_____

_____

Auswirkungen während des Tages: _____

Übungskarte 12: **DER GESCHMEIDIGE RÜCKEN**

Tag/Datum: _____

Spontane Erlebnisse: _____

_____

_____

Vertiefende Beobachtungen: _____
nach Lektüre der Bemerkungen auf Seite 56

_____

_____

Auswirkungen während des Tages: _____

Übungskarte 13: **DER HOHLE BAMBUS**

Tag/Datum: _____

Spontane Erlebnisse: _____

_____

Vertiefende Beobachtungen: _____
nach Lektüre der Bemerkungen auf Seite 58

_____

_____

Auswirkungen während des Tages: _____

Übungskarte 14: **DIE TRÄLLERNDE NACHTIGALL**

Tag/Datum: _____

Spontane Erlebnisse: _____

_____

Vertiefende Beobachtungen: _____
nach Lektüre der Bemerkungen auf Seite 59

_____

_____

Auswirkungen während des Tages: _____

Übungskarte 15:   **WACKEL-DACKEL**

Tag/Datum: _____

Spontane Erlebnisse: _____

_____

Vertiefende Beobachtungen: _____
nach Lektüre der Bemerkungen auf Seite 60

_____

_____

Auswirkungen während des Tages: _____

Übungskarte 16:   **DER GESTIMMTE KÖRPER**

Tag/Datum: _____

Spontane Erlebnisse: _____

_____

Vertiefende Beobachtungen: _____
nach Lektüre der Bemerkungen auf Seite 62

_____

_____

Auswirkungen während des Tages: _____

Übungskarte 17: ANMUTIGES AUFSTEHEN

Tag/Datum: _____

Spontane Erlebnisse: _____

_____

_____

Vertiefende Beobachtungen: _____
nach Lektüre der Bemerkungen auf Seite 64

_____

_____

Auswirkungen während des Tages: _____

Übungskarte 18: NEUORIENTIERUNG

Tag/Datum: _____

Spontane Erlebnisse: _____

_____

Vertiefende Beobachtungen: _____
nach Lektüre der Bemerkungen auf Seite 66

_____

_____

Auswirkungen während des Tages: _____

Übungskarte 19: **DIE BOJE**

Tag/Datum: _____

Spontane Erlebnisse: _____

_____

_____

Vertiefende Beobachtungen: _____
nach Lektüre der Bemerkungen auf Seite 68

_____

_____

Auswirkungen während des Tages: _____

Übungskarte 20: **DER PHILOSOPH**

Tag/Datum: _____

Spontane Erlebnisse: _____

_____

Vertiefende Beobachtungen: _____
nach Lektüre der Bemerkungen auf Seite 70

_____

_____

Auswirkungen während des Tages: _____

Übungskarte 21: DER KLEINE SCHREIBERLING

Tag/Datum:_____

Spontane Erlebnisse:_____

_____

_____

Vertiefende Beobachtungen:_____
nach Lektüre der Bemerkungen auf Seite 71

_____

_____

Auswirkungen während des Tages:_____

Übungskarte 22: DIE DREI MAGISCHEN ACHSEN

Tag/Datum:_____

Spontane Erlebnisse:_____

_____

_____

Vertiefende Beobachtungen:_____
nach Lektüre der Bemerkungen auf Seite 73

_____

_____

Auswirkungen während des Tages:_____

Übungskarte 23: DIE HEILSAMEN TENNISBÄLLE

Tag/Datum: _____

Spontane Erlebnisse: _____

Vertiefende Beobachtungen: _____
nach Lektüre der Bemerkungen auf Seite 76

Auswirkungen während des Tages: _____

Übungskarte 24: VORBILD?

Tag/Datum: _____

Spontane Erlebnisse: _____

Vertiefende Beobachtungen: _____
nach Lektüre der Bemerkungen auf Seite 78

Auswirkungen während des Tages: _____

Übungskarte 25: **DIE KUNST DES TRAGENS**

Tag/Datum: _____

Spontane Erlebnisse: _____

_____

_____

Vertiefende Beobachtungen: _____
nach Lektüre der Bemerkungen auf Seite 80

_____

_____

Auswirkungen während des Tages: _____

Übungskarte 26: **DIE NEUE AUGENHÖHE**

Tag/Datum: _____

Spontane Erlebnisse: _____

_____

_____

Vertiefende Beobachtungen: _____
nach Lektüre der Bemerkungen auf Seite 81

_____

_____

Auswirkungen während des Tages: _____

Übungskarte 27:   DER TRICK MIT DEM RÜCKSPIEGEL

Tag/Datum: _____

Spontane Erlebnisse: _____

_____

_____

Vertiefende Beobachtungen: _____
nach Lektüre der Bemerkungen auf Seite 82

_____

_____

Auswirkungen während des Tages: _____

Übungskarte 28:   DIE ZWEI SCHWINGENDEN KUGELN

Tag/Datum: _____

Spontane Erlebnisse: _____

_____

_____

Vertiefende Beobachtungen: _____
nach Lektüre der Bemerkungen auf Seite 84

_____

_____

Auswirkungen während des Tages: _____

Übungskarte 29:   HOW CAN IT BE EASIER?

Tag/Datum: _____

Spontane Erlebnisse: _____

_____

_____

Vertiefende Beobachtungen: _____
nach Lektüre der Bemerkungen auf Seite 86

_____

_____

Auswirkungen während des Tages: _____

Übungskarte 30:   DER UNSICHTBARE TANZ

Tag/Datum: _____

Spontane Erlebnisse: _____

_____

_____

Vertiefende Beobachtungen: _____
nach Lektüre der Bemerkungen auf Seite 88

_____

_____

Auswirkungen während des Tages: _____

Weitere Titel zu Gesundheit und Bewegung
aus dem IRISIANA-Programm

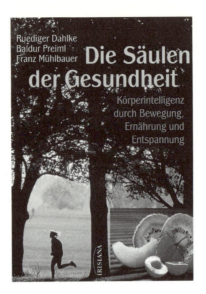

Rüdiger Dahlke / Baldur Preiml / Franz Mühlbauer

Die Säulen der Gesundheit

Körperintelligenz durch Bewegung, Ernährung und Entspannung
256 mit zahlreichen Abbildungen, Festeinband

Schon Hippokrates beschwor die »Säulen der Gesundheit« – Bewegung, Ernährung, Entspannung, Bewusstheit und Umweltverantwortung. Von jeder dieser Säulen aus kann man seine Lebensqualität steigern, und alle zusammen ergeben den wunderbaren Effekt ansteckender Gesundheit. Mit zahlreichen Abbildungen, vielen einfachen bis anspruchsvollen Übungen und einer Fülle von Anregungen ist dieses Buch eine Anleitung für ein Leben auf einer gesünderen Basis für jeden, dem seine Gesundheit am Herzen liegt.

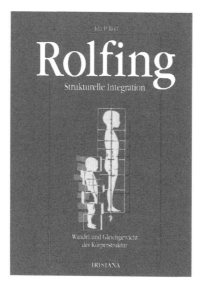

Ida P. Rolf

Rolfing

Strukturelle Integration

319 Seiten mit zahlreichen Abbildungen und Fotografien, Festeinband

Rolfing zielt darauf ab, den Körper im Schwerefeld der Erde auszubalancieren. Durch die Behandlung nehmen Gewebe und Gelenke ein gesünderes Gleichgewichtsmuster ein. Rolfing sorgt für eine Verbesserung und Neustrukturierung des Körperbaus und steigert das psychische Wohlbefinden sowie die Leistungsfähigkeit. Nach einer Anwendung steht man aufrechter, sieht besser aus, bewegt sich leichter und fühlt sich vitaler. Mit Hilfe zahlreicher Bilder führt dieses grundlegende Werk in Theorie und Praxis der Rolfing-Methode ein.

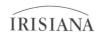

IRISIANA